O tear da vida

CIP-BRASIL. CATALOGAÇÃO NA PUBLICAÇÃO
SINDICATO NACIONAL DOS EDITORES DE LIVROS, RJ

J89t

Juliano, Jean Clark
O tear da vida : reflexões e vivências psicoterapêuticas / Jean Clark Juliano, Irene Monteiro Felippe. – São Paulo : Summus, 2017.
112 p.

Inclui bibliografia e índice
ISBN: 978-85-323-1068-2

1. Psicologia. 2. Psicoterapia. I. Felippe, Irene Monteiro. II. Título.

17-41354
CDD: 155
CDU: 159.92

www.summus.com.br

Compre em lugar de fotocopiar.
Cada real que você dá por um livro recompensa seus autores
e os convida a produzir mais sobre o tema;
incentiva seus editores a encomendar, traduzir e publicar
outras obras sobre o assunto;
e paga aos livreiros por estocar e levar até você livros
para a sua informação e o seu entretenimento.
Cada real que você dá pela fotocópia não autorizada de um livro
financia o crime
e ajuda a matar a produção intelectual de seu país.

O tear da vida

Reflexões e vivências psicoterapêuticas

Jean Clark Juliano

Irene Monteiro Felippe

summus editorial

O TEAR DA VIDA
Reflexões e vivências psicoterapêuticas

Copyright © 2017 by Jean Clark Juliano e Irene Monteiro Felippe
Direitos desta edição reservados por Summus Editorial

Editora executiva: **Soraia Bini Cury**
Assistente editorial: **Michelle Neris**
Projeto gráfico: **Crayon Editorial**
Diagramação: **Santana**
Imagem de capa: **Shutterstock**

1ª reimpressão, 2025

Summus Editorial
Departamento editorial
Rua Itapicuru, 613 – 7º andar
05006-000 – São Paulo – SP
Fone: (11) 3872-3322
http://www.summus.com.br
e-mail:summus@summus.com.br

Atendimento ao consumidor
Summus Editorial
Fone: (11) 3865-9890

Vendas por atacado
Fone: (11) 3873-8638
e-mail:vendas@summus.com.br

Impresso no Brasil

"São assim os escritos de Jean Clark Juliano:
mostram que o caminho não é uma reta, mas sempre
leva lá, onde a gente quer, tantas vezes sem saber."

THOMAZ SOUTO CORRÊA

SUMÁRIO

APRESENTAÇÃO 11

INTRODUÇÃO 13

1. UMA CASA DE CHÁ 15

2. SONHANDO COM ROSAS E CRAVOS 19

3. AS AVENTURAS DE PÉROLA 25

Conhecendo Pérola, a fiandeira 26

Pensando em Pérola 29

4. NAUFRÁGIO DE CECÍLIA 33

5. RESSIGNIFICANDO A HISTÓRIA 37

Quando engoli a chuva 39

6. O RESGATE DA MEMÓRIA 43

7. BRINCANDO COM AS PALAVRAS 47

8. AN EXPERIENCE WITH A WEE BOY 51

9. O CAMINHO DA MATURIDADE 57

   Preâmbulo 59

   Espalhando a história 59

   O sonho 60

   Reflexões 62

   Aprendendo sozinha 64

   Domando a bicicleta 65

   Promessas. 66

   Voltando à nascente 67

   Finalizando, uma sugestão 68

10. COMO SOMOS ESCOLHIDOS PELAS FRUTAS 69

11. VIVENDO NA CORDA BAMBA 79

12. SE A CARAPUÇA SERVIR... 83

13. CENA RARA 87

14. UM CAMINHO POUCO TRILHADO 91

Diferentes escolas, ensinos diversos 92

Ser professor: em que consiste? 94

Duas novas formas de educar. 96

15. A TERRA DE INIS 99

Passeio pela escuridão 100

16. A FANTÁSTICA CHANCE DE VIVER

NOVAMENTE 105

NOTAS 109

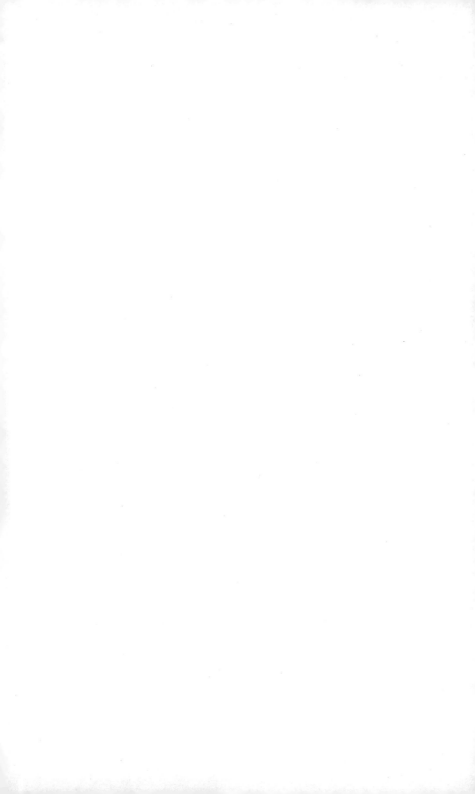

APRESENTAÇÃO

Caro leitor,

    O livro que você tem em mãos é a última obra gestada por Jean Clark Juliano. Grande representante da Gestalt-terapia brasileira e referência na área da psicologia, Jean sempre teve o dom da palavra. Autora de outros dois livros publicados pela Summus, ela cativava o leitor da primeira à última página.

    Mas Jean ia além. Uma de suas maiores qualidades era a fé inabalável no ser humano. Via no diálogo com o outro a chance de chegar ao conhecimento de si e do mundo. Delicada, alegre, interessada na vida, Jean enfrentou bravamente a doença que a acometeu nos últimos anos. Amparada por muitos amigos – como sua cuidadora Dadá, que a acompanhou por 20 anos –, pelo grande amor da sua vida, Luiz, e pelos filhos, Pedro e André, manteve-se forte diante das adversidades. "Não sei ainda o que está por vir, e acho que nem quero saber. Quero, sim, viver da melhor maneira possível os anos que me foram designados", afirmou.

Os textos que compõem esta obra foram escritos em parceria com a também psicóloga Irene Monteiro Felippe. Produzidos entre abril de 2013 e fevereiro de 2016, eles falam basicamente sobre a procura da autorrealização e da necessidade humana de ser feliz, reconstruindo acontecimentos e significados às vezes sublimes, às vezes dolorosos. Pequenos relatos autobiográficos, contos e reflexões levam-nos a pensar sobre a vida e mostram que, como diz o poeta, o caminho se faz caminhando.

A editora

INTRODUÇÃO

Convidamos você, amigo leitor, a dar uma colherada na sopa de letrinhas que se transformou neste livro. O caldo de lentilhas veio da panela da querida Jean e eu, iniciante na cozinha, fui acrescentando os legumes. A pimenta, a salsinha e outras ervas vieram da horta de companheiros e amigos, mas as letrinhas... Não sabemos de onde surgiram, não!

Os ingredientes se encontraram e, enquanto mexíamos na panela de barro, letras borbulhavam, palavras se aglomeravam e a sopa ia dando o que falar. Fomo-nos deixando levar por este sonho compartilhado. Sentadas em frente ao computador trocando memórias, comendo aperitivos ou mesmo perambulando arriscadamente pelos corredores, aventuramo-nos em busca de encontros. Muitas vezes devaneamos e algumas empacamos, mas estávamos sempre dispostas a nos arriscar pelas brumas prezando pela liberdade de se perder e de se encontrar.

Às vezes parecia que o tomate, quase acidentalmente, se misturava com a mandioquinha e não se sabia mais que cor sairia dessa confusão. Ao mexermos bem, usando até um liquidificador, descobríamos que ali não existia mais o vermelho e o amarelo: nossa sopa tinha virado laranja!

Assim como ela, este livro é uma busca de caminhos e um convívio de encontros. Aqui apresentamos historietas, reflexões psicológicas e inquietações sobre o desenvolvimento e o mistério humanos. Com isso esperamos que nossas mãos possam se encontrar e mergulhar nos textos para, juntos, descobrirmos que sabores essa sopa pode ter. Vamos lá?

Irene

1. UMA CASA DE CHÁ[1]

Como tantas pessoas no mundo, estou à procura de um abrigo especial. Vem-me à cabeça uma casinha pequena e acolhedora cuja função é abrigar uma cerimônia de chá. Essa casa escolhe o próprio lugar e se ergue sem diretrizes. Ela vai se fazendo com autonomia, usando a força de vontade de seu futuro dono, e fica onde escolheu ficar. Não há pressa de chegar ao fim, pois se houvesse se perderia a preciosidade da construção. Esse processo é impreciso, uma vez que para se chegar até a casa o caminho é irregular. E é também invisível, porque só se sabe que ela existe quando a buscamos, com um olhar livre de lembranças antigas, entre as árvores que despontam do chão.

    Citei o chá porque se trata de uma bebida diferente. Tomar chá nessa casinha é mais do que beber uma infusão de ervas. É poder saborear, por meio de um ritual cujas raízes estão na cultura oriental, os prazeres e delícias de uma vida. É fazer da sua simplicidade uma cerimônia.

Vou me explicar: quando paramos um momento, por menor que seja, para tomar chá, saímos de nossa vida diária, aquela que não mostra o seu significado e fica eternamente na superfície. Mergulhamos na fumaça quente que sai da xícara e revemos todos os processos pelos quais passamos naquela vida íntima, peregrina, guardada com cuidado. Adentramos em uma busca pelo silêncio interior. Nossas sensações se regulam com o farfalhar das folhas e vamos apreendendo todas as etapas pelas quais passamos até chegar ali, àquela casinha, tomando aquele gole de chá especial.

Os passos foram tortuosos, cheios de altos e baixos, mas descobrimos que eles estavam reservados especialmente para servir de material de construção àquela casinha de chá – que todos temos, mesmo que não a conheçamos. Em nossa peregrinação, ela é preciosa por nos proteger do resto do mundo enquanto estamos ocupados com outras coisas. Ainda que sua construção esteja no início, já oferece abrigo. Essa proteção é, claramente, diferente daquela que os adultos dão às crianças enquanto brincam, porque foi descoberta por nós e suas raízes se firmam na proteção que nós mesmos podemos dar a ela. Assim, essa casa tem força e se faz por vontade própria, e diversos elementos podem ser utilizados em sua construção.

E, enquanto se constrói – algo que nunca deixa de acontecer –, a casinha propicia momentos de encontro. Encontro com a própria simplicidade de viver, com as próprias festas internas e com os próprios rituais. Ela nos acolhe e nos diz que estamos vivendo bem – seja lá qual for o modo como dirigimos nossa vida – e continuaremos nos construindo – onde quer que estejamos enraizados. Então, aquele amor incondicional que tanto buscamos é sentido como uma brisa ligeira que passa pela janela. Ali percebemos que temos um belo jardim interno, que necessita ser respeitado e cuidado com dedicação.

Esse espaço pode ser construído com a ajuda de muitas ou de poucas pessoas. Ele nunca se faz sozinho, nem está dado assim que nascemos. Ele é como uma bolha de sabão que, quando soprada, ganha vida e forma.

Uma das pessoas que podem nos ajudar a encontrar o lugar da casa, a firmar suas raízes e a deixá-la se construir é um homem ou uma mulher especial. Essa pessoa pode ser uma vizinha anciã, um moço na feira que escolhe maçãs ou uma fiandeira. Refiro-me a todos aqueles seres intuitivos que passam por nossa vida, que caminham e conversam conosco pelo jardim e descobrem com a gente onde a casa vai emergir. Para chegar até ela temos muito trabalho, pois não há um caminho certo, livre, que nos conduza ao local. Quase sempre as trilhas para o mundo interno são tortuosas e difíceis de ser ensinadas, porque não vêm prontas. É com a intuição, iluminada como uma tocha, que podemos caminhar por ali.

Aos poucos, um encantamento surge desse processo e a casa de cada um vai tomando forma própria. Para finalizar, gostaria de descrever ao leitor a minha casa de chá, para que ele também possa sair à procura da sua. Eu a vejo no alto de um morro, num jardim desvendado por ela mesma. Foi preciso passar por diversos obstáculos para chegar até ela, e lá encontramos um silêncio absoluto. A sala é simples, toda feita de madeira, com almofadas que permitem a qualquer um sentar-se para tomar chá e meditar. Quem entra em contato com essa casa é invadido por uma sensação de paz que aquieta todo o torvelinho de imagens mobilizadoras que nos assaltam de vez em quando. E ali se fica parado por um tempo, escutando apenas o movimento de um inseto que, quando pousa em nós, nos instiga a sair voando mundo afora...

2. SONHANDO COM ROSAS E CRAVOS

Como é difícil enfrentar a ameaça do desaparecimento de alguém a quem se ama... Durante a adolescência, época em que o que eu mais queria era ficar na rua, fazendo amizade com os passantes, e não dentro de casa, conheci uma senhora que muito me ajudou a lidar com ideias que na época eram difíceis para mim. Ela me ajudava a pensar na vida e em meus planos ambiciosos, quase impossíveis de ser realizados.

Era uma vizinha minha, bem velhinha, que se deliciava pintando quadros de seus gatos preguiçosos. Um sol gostoso pousava em sua sacada o dia inteiro e lá ela se sentava, atenta e curiosa em relação às minhas saídas e chegadas. Não sabendo muito bem por quê, via que a senhora tinha curiosidade a meu respeito e gostava de tomar contato com minhas artes, ideias e desventuras.

Certo dia, estando mais triste, decidi sentar ao seu lado e conversar. Contei-lhe um incidente que ocorrera naquele dia. Estava em dúvida, pois almejava estudar em uma universidade fora do país e meu companheiro queria que eu ficasse perto dele, em São Paulo. Essa divergência me angustiava porque, apesar de ter grande afeto por ele, eu queria ter liberdade e fazer carreira.

As desavenças foram tantas que brigamos seriamente e entendi que estávamos rompendo nosso laço; uma ruptura definitiva. Estava muito abalada, só conseguia olhar para baixo e meus olhos enxergavam um poço profundo, no qual entes queridos desapareciam e eu ficava cada vez mais sozinha.

Sentada na varanda da vizinha, sentindo o gosto de carinho que a fumaça do chá me propiciava, escutei suas histórias de amor. Junto de nós havia um jardim pequeno, mas cheio de vida e de flores. Nele trabalhava o jardineiro da senhora, quietinho em seu canto podando as rosas para fazer um buquê e escutando o que a vizinha tinha a me dizer. Muito atencioso, ele adorava participar das conversas, mas sempre que via meu companheiro entrando em casa arranjava, com sua esperteza, uma maneira de implicar com ele.

Implicava porque tinha nas costas longas histórias de relacionamentos complicados e, pelo que eu sabia, um coração sofrido. Seu interesse em ouvir conversas de amor vinha, como acontecia comigo, de sua vontade de aprender com alguém soluções para as situações que o machucavam.

Quando o jardineiro entrou na conversa e começou a contar suas dores e seus amores, provocou em mim o desejo de me libertar daquele poço que me engolia. Então ali, sentindo o calor do sol de fim de tarde no rosto, pensei que queria ganhar asas e voar. Voar bem alto e para bem longe. A senhora captou o meu pensamento e aplaudiu minha inclinação, dizendo que eu não poderia parar de flutuar. Flutuar era meu modo de ser, e somente algumas pessoas nascem com essa qualidade já dentro de si.

Ela tinha um tipo raro de intuição. Seus olhos castanhos eram como cascas de amêndoas polidas. Brilhavam tanto que atraíam nosso olhar. Assim, durante a troca de olhares, a senhorinha se abria para sua intuição e nos presenteava com alguma sabedoria que não vinha dela ou de fora; estava ali, bem no fundo de nossos olhos.

Convenci-me de sua força e energia e, ao longo do tempo, compreendi mais claramente o que estava ocorrendo em mim. Meu companheiro não estava implicando com os meus estudos; parecia mais suplicar que eu não ficasse longe dele. Estava, assim como eu, em um momento de tomar decisões e não poderia ficar esperando atado ao chão enquanto eu voava pelas estradas do mundo.

Mas a frase que mais me tocou naquela tarde, para minha surpresa, foi a do jardineiro quando nos contou que o cuidado com a rosa e com o cravo deve ser amoroso, porque ambos os galhos não podem andar em direções opostas, nem crescer de forma diferente um do outro. Segundo ele, era preciso garantir que ambos crescessem juntos, voltados para a mesma direção, cada um em sua singularidade.

Elaborei meus pensamentos e eles me içaram do fundo do poço. Até que, pega de surpresa, reencontrei meu antigo companheiro. O cravo não estava mais ferido, nem eu despedaçada. Meu coração bateu muito forte e percebi que ainda existia o amor de que falava a velhinha. Nossos galhos também pareciam se voltar para o sol e novamente nos unimos, cultivando um amor calmo e maduro.

Conversamos longamente naquele dia de reencontro. Percebemos que as brigas foram fruto de imaturidade e competição, e que havíamos percorrido muitos caminhos para simplesmente jogar tudo fora. Cada um poderia seguir seu caminho pessoal e, ao mesmo tempo, se manter junto, porque estaríamos olhando para a mesma direção e nossos passos seriam dados em conjunto.

O clima de agressão cessou e tudo voltou ao normal, com uma boa dose de paixão. Desde então, fomos mais felizes. A convivência continuou sendo agradável e muito enriquecedora para ambos, pois trocávamos ideias, vontades e sonhos.

Um desses sonhos, que começou a se tornar cada vez mais concreto, era a festa de casamento. Sonhávamos com noivos maravilhosos, com uma mesa repleta de comidas e com os entes queridos ao nosso redor. Desejávamos uma celebração simples, com a presença de amigos amados que, com certeza, fariam muitas brincadeiras conosco. A maior delas versava sobre a chegada do bebê. Seria ele sorridente, chorão, brincalhão e simpático? Fosse menina ou menino, desejávamos um bebê sapeca.

Aos poucos, os sonhos foram se tornando realidade. Nossa convivência continuou a ser leve e agradável, casamos, e só tivemos mais trabalho quando chegou a bebê.

A senhorinha, minha vizinha, já anunciava havia tempos o meu futuro casamento. No dia tão esperado, sentou-se na varanda, como de hábito, para ter certeza de que me veria saindo de casa vestida de branco segurando um lindo buquê de cravos e rosas feito com cuidado por seu jardineiro.

As flores que eu segurava me diziam que sempre podemos perder as pessoas que amamos e precisamos ter muito cuidado para mantê-las – mesmo que só por um instante – caminhando conosco. O mesmo se pode dizer do cuidado que se tem com a vida. É necessário ter paciência para lhe dar espaço, deixando-a correr como se fosse uma criança que libertamos no parque, mas pela qual zelamos o tempo todo.

Baseada na experiência, aprendi a fazer a mesma coisa que a minha vizinha. Aprendi a ficar disponível para os outros e a trocar histórias de vida. Fico, então, desejando encontrar pessoas em crise para poder ajudá-las a superar suas dificuldades e tristezas e ensiná-las a cultivar seu próprio jardim de flores com leveza e dedicação.

Às vezes, acumulamos coisas pesadas nos ombros, e nada como o sol da tarde no jardim da velhinha para nos ensinar a libertar os problemas e fertilizar o solo.

3. AS AVENTURAS DE PÉROLA

"Nunca deixara de levar as pérolas ao mar.
De banhá-las com água salgada. De voltar às origens.
De entender o movimento do mar. Movimento da vida."

ELISABETE TASSI TEIXEIRA

Agora falaremos um pouco de um conto milenar[2] que caiu em nosso colo por meio de um livro, mas há milênios é transmitido de geração em geração pela habilidade dos contadores de histórias. Trata-se da história de uma mulher fiandeira a quem chamaremos de Pérola.

Também conversaremos sobre a força dos contos e das histórias na vida humana. Tradição oral é o nome dado a esses contos que, de boca em boca, foram criados, transformados e acolhidos ao longo dos séculos pela transmissão das palavras. Quem fazia esse trabalho eram os contadores de histórias, que viajavam de vilarejo em vilarejo apresentando narrativas ao pé da fogueira às fiandeiras incapacitadas de trabalhar à noite, pois não havia luz suficiente.

Elas também aproveitavam o encontro com os contadores para mandar bilhetes de amor a rapazes de outras aldeias e, muitas vezes, chegavam a ser punidas por isso. No entanto, naquele momento um encontro acontecia e o calor da conversa e das histórias iluminava e animava a escuridão da noite. Dessa maneira, as fiandeiras aprendiam muitos outros ofícios que, no futuro, talvez lhes fossem úteis.

CONHECENDO PÉROLA, A FIANDEIRA

Pérola, filha de fiandeiros, era também uma grande profissional. Certo dia, quando tinha 18 anos, resolveu embarcar com o pai em um navio para acompanhá-lo em suas transações comerciais. Durante a jornada, Pérola ficou imaginando como seria o bom moço com quem se casaria. Porém, a embarcação foi atingida por uma tempestade e somente a moça escapou, tendo sido levada pelas águas até uma praia longínqua.

Ao acordar e relembrar tudo o que sucedera, Pérola conheceu uma família de tecelões, que logo a acolheu e lhe ensinou esse ofício – no qual Pérola, com sua curiosidade, se saiu muito bem. O contato com aquele trabalho atento das mãos fez que ela, ao construir todos os dias uma obra de arte, se esquecesse do terror pelo qual passara.

Porém, ao caminhar pela praia num dia comum, ela foi aprisionada por piratas, que a levaram para ser vendida como escrava num mercado bem longe dali. Mais uma vez aconteceu algo que desmanchava seu trabalho e sua vida.

Pérola novamente não tinha ideia de onde estava nem de como seria seu destino, mas logo encontrou um fazedor de mastros que se apiedou de sua má sorte, comprou-a como escrava e ensinou-lhe seu ofício. Com sua curiosidade habitual, a moça acabou se tornando uma ótima construtora de mastros, pelo que foi libertada e tornada sócia de seu ex-senhor. Pérola se contentava ao entregar os mastros encomendados e logo deixou de lado todas as difíceis perdas do passado.

Depois de algum tempo, no entanto, ela foi convidada pelo sócio a levar um carregamento de mastros até determinada ilha. Mais uma vez o navio foi destruído e Pérola acabou jogada em uma praia da costa chinesa. Espantada por perceber que outra vez tivera a vida interrompida por uma tempestade, começou a questionar a razão de tudo aquilo. Sempre que sua vida tomava um rumo, desgraças recaíam sobre sua cabeça e ela se achava desamparada.

Enquanto a moça caminha pensativa pela areia, um arauto do imperador chinês se apresentou e começou a lhe contar uma das profecias mais antigas daquele povo: a de que uma mulher estrangeira encontrada nas praias do reino seria capaz de construir uma cabana para seu soberano.

Pérola, audaciosa, acompanhou o arauto até o palácio e afirmou ao imperador que estava apta a construir-

-lhe uma tenda. O trabalho logo teve início; preocupada com a solidez da construção, a moça pediu cordas resistentes, mas nenhum tipo de corda parecia ser forte o bastante. Lembrando-se, então, de seus tempos de fiandeira, fiou as próprias cordas. Fazia-se necessário, também, um tecido resistente, mas como não encontrou nenhum que lhe bastasse Pérola recorreu a seus dotes de tecelã e criou a própria fazenda. Além disso, solicitou estacas bem firmes, mas como nenhuma a satisfez ela rememorou seu passado recente como fabricante de mastros e construiu suas estacas.

Por fim, ela combinou todo o material e criou uma tenda espetacular, que encantou o imperador. Espantando com o que seus olhos lhe mostraram, o soberano pediu para falar a sós com Pérola em seu novo aposento. Perguntou então à moça o que ela desejava em troca de tão belo trabalho. Pérola disse que não queria nada, pois não tinha ninguém no mundo nem lugar para ir. Assim, deu-se conta da própria solidão e, ao mesmo tempo, de seu talento: a capacidade de escapar de situações desastrosas. Descobriu, assim, uma força interna que vinha de todos os seus ofícios passados e lhe dava energia para construir uma nova vida.

Nessa fase Pérola conheceu um rapaz muito bom, com quem se casou e teve filhos. Hoje, ela nos diria que tudo que aconteceu em sua vida e ela considerou desgraça contribuiu paradoxalmente para a sua felicidade.

PENSANDO EM PÉROLA

As pessoas em geral não valorizam os contos como deveriam. Não tomam consciência do sentido pleno da história, sentido esse que poderá perpetrar mudanças na vida delas. É comum que aqueles que a escutam se identifiquem ao longo da narrativa, vejam-se no papel dos personagens e se encantem ou se amedrontem diante das tarefas que estes têm de desempenhar.

Assim, ainda que muitos não considerem os contos um mobilizador de nosso psiquismo, ao ouvirem o começo da história eles certamente sofrerão algum impacto. Por mais que estejam impassíveis à trama, estarão inevitavelmente presentes naquela situação nova e, de uma forma ou de outra, um vínculo será criado. Vínculo esse que ampliará o sentido de tudo que foi ouvido e também a consciência daquele que ouviu.

Como uma minhoca que silenciosamente cria dutos e mais dutos nas profundezas da terra, a história atingirá algo que não se sabe o que é e provavelmente não se imaginava alcançar. Atiramos no que vemos e acertamos o que não vemos.

Houve uma época, por exemplo, em que líamos para crianças na sala de aula. Caso iniciássemos a leitura e as crianças logo se dispersassem, fechávamos o livro, mas então elas reclamavam: "Por que você parou?"

É de indagar: por que paramos de ler contos se tantas pessoas se valem deles para esclarecer os mistérios da própria vida e encerrar um ciclo de suas histórias? Estas estão sempre em uma mistura de pedaços diversos que podem encontrar grande coesão durante a escuta do conto. No entanto, é preciso destacar que, embora os contos de fadas terminem logo depois da décima página, o mesmo não acontece em nossa vida. Somos coleções com vários volumes.

Na vida real, ainda que determinado episódio não termine bem, há sempre outro à nossa espera e, depois deste, mais outro. São inúmeras as novas oportunidades de consertar os estragos, moldando nossos passos da forma como emocionalmente ansiamos. Uma vida bem vivida com certeza vai se tornar um *continuum* que faz sentido.

Os contos nos transmitem, além da história em si, metáforas muito antigas que foram passadas ao longo das gerações desde tempos primordiais. Tais metáforas formam nossa base de conhecimento vivencial: ajudaram-nos e ajudam-nos, até hoje, a trilhar caminhos e a refletir sobre nossas escolhas.

O autor e educador francês Élie Bajard afirma que as histórias não são uma fuga da realidade, mas uma forma de organizar nossos aspectos internos diante do real, de forma que possamos descobrir e interpretar o mundo do qual fazemos parte. Em suas palavras, "a coerência interna do universo ficcional propõe significado para o caos do mundo real"[3].

Entendemos Pérola como uma personagem que, ao longo de suas desventuras, leva a vida imitando o ofício dos outros – fiandeiros, tecelões e fazedores de mastros. Assim, não aproveita a revolução provocada pelo mar em sua vida. Em outras palavras, não faz contato com vivências anteriores, tão importantes em seu processo. Nesse primeiro momento, Pérola ainda não tinha noção de quanto teria de trabalhar para unir suas experiências num conjunto coerente. Vivia do desespero do passado trágico e da incerteza do futuro. Incapaz de se cuidar, era jogada de um lado para o outro no barco da vida. Líquido, escorregadio e incontrolável, o oceano a carregava a esmo com suas tempestades. Isso nos faz pensar que nós, humanos, não estamos no controle dos acontecimentos. Como Pérola, estamos em um barco instável governado pelo mar. Como equilibristas, andamos na corda bamba sem nunca encontrar segurança. Às vezes, porém, embarcamos em um navio que nos leva a encontrar nosso eu em sua forma mais equilibrante. E naquela nova terra se acha um pouco de segurança.

No momento em que o presente convoca Pérola a construir a tenda do imperador, ela consegue amarrar os fios de seus passados, realizar-se em seu presente e se projetar para o futuro possível... Suas vidas anteriores, antes desconexas, unem-se e ganham certa estabilidade em seu trabalho – que conjuga tanto a Pérola fiandeira quanto a tecelã e a fabricante de mastros.

Assim, a personagem encanta o imperador com seu trabalho e passa a ser vista como alguém que vive o agora e vislumbra mais adiante um futuro com marido, filhos e uma vida tranquila. Isto é, Pérola conseguiu de certa forma firmar a linha pela qual caminhava. Foi capaz de estar inteira e de se completar enquanto fazia a tenda.

Percebemos, no fim, que a moça de grão em grão vai construindo sua vida e, apesar das fortes correntezas que a arrebatam, vai tomando forma. E essa forma se assemelha à de uma pérola que por anos a fio reuniu nas profundezas do mar grãos de areia que acabaram por se amalgamar em uma esfera bela, brilhante e una.

É essa a tarefa que cabe a todos nós.

4. NAUFRÁGIO DE CECÍLIA[4]

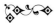

Inglesinha dos olhos tênues, enquanto olhas para a paisagem das profundezas, o balanço de tua saia rodada se desfaz.

Desmancham-se os dedos translúcidos que foram outrora habitados por medusas.

As solenes águas por ti suspiram e os personagens das histórias por ti se aprisionam. Há neles uma saudade eterna de teu retorno.

E eu fico aqui a sentir o frio que corre em tuas veias. O sabor salgado de teus lábios. A força de teus cabelos que escorrem com a corrente.

Há em tuas tranças de metro a maior dança náufraga. Soluços embriagados de sal constroem o ritmo solto de tua leveza. Movimentos de corrente fria roçam tua verde pele e brincam com os laços de cetim de tua nuca, fazendo-te borbulhar nas nadadeiras e criar asas.

Teus lábios roxos do oceano encontram o ar e beijam os cristais de vento e a espuma crespa de teu dorso liso escorre pela pele numa canção de teias líquidas.

Não há, menina das águas, brisa tão doce quanto a do silêncio. Silêncio de teus olhos. Silêncio de teu ventre.

Rodopie no ar com tuas tranças a chicotear os raios da lua crescente, Inglesinha! Acorde a mágica do mundo e saboreie a cor do pranto! Tire de seu ventre fértil o poder que te pertence.

Tu és a deusa.

Cante com a lua que, no passado, tua irmã era. Pinte teu rosto de luar e veja a praia.

A rebentação traz através da fina areia o sofrimento daqueles que te amaram. Mas te digo que é melhor não flutuar. Saudades pesam sobre teus quadris e o vendaval se esfria com a tua dor.

As róseas medusas deixaram-te, no navio ficaram, mas tua luz vem delas. A ampulheta branca verte séculos, contudo deves te ater ao mar.

O mar te pertence e te embala. A cantiga antiga do ar desmancha-te o seio, mancha-te a coxa e faz-te dançar contra a fluidez das ondas serenas. O vento te dá sede e te faz sufocar. Melhor ater-se ao mar.

Teus pensamentos choram e em outros mundos entram intensos e imensos na profundidade do ventre teu. Oceanos te banham e te criam os olhos tênues que tanto adoro.

Contudo, mesmo imersa, peço que não me deixes, Inglesinha.

Tenho em ti toda a saudade que perdi em mim. Roubo de mim toda a coragem que restou de ti. Os transparentes espelhos vertem as tranças tuas em espuma e, no tempo infinito que me sobra, sinto-a em meus pés negros sobre a areia úmida.

Inglesinha das águas, deixe-me adentrar e me afogar em teus olhos, deixe-me ser tão líquido quanto tu és.

Deixe-me sentir na rebentação as lágrimas de nosso adeus.

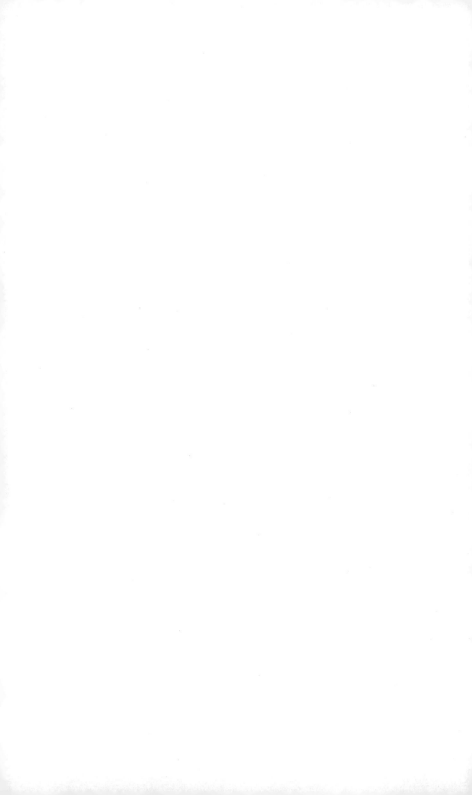

5. RESSIGNIFICANDO A HISTÓRIA

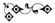

O retalho, aquele pequeno pedaço de pano que fica esquecido numa gaveta ou no armário de limpeza, a rigor é um trançado de fios.

Algumas dessas linhas, como sabemos, são frágeis; outras, muito engomadas, duras; outras, resilientes, enquanto outras são tão finas que se assemelham a um fio da aranha tecelã. Elas se alternam de acordo com as diferentes personalidades de cada pessoa que a produz e também com os diversos sentimentos que acompanham aquela confecção de fios.

Vi como é esse trabalho árduo quando conheci uma senhora que visitava pontas de estoque e comprava canos de meia. De vários tamanhos e texturas.

Quando chegava em casa, aconchegava-se em sua cadeira e passava a desfiar cano por cano. Tirava um fio, tirava outro e, assim, fazia novelos para tingir. Passavam-

-se horas e mais horas nas quais a mulher apenas se levantava para instalar uma luminária perto de si.

E eu, ainda bem menina, ficava à espreita, pronta para ajudá-la a esquentar a água da tintura. Muitas eram as cores que preenchiam aqueles tachos de madeira abundantes de água fervente. Logo depois, os novelos repousavam no varal do quintal pingando arco-íris e avivando as plantas rasteiras. E só então, com fios enovelados e pintados, ela se punha a tecer.

Durante a vida, cada um de nós também cria milhares de fios e com eles vai trançando, em seu tear, um retalho de desenho singular. Nossas histórias são como os retalhos: a cada narrativa criamos uma nova linha colorida.

Há certos seres humanos que, além de produzir os próprios fios e retalhos, têm uma tarefa ainda mais complexa: unir as diversas histórias das pessoas em uma bela colcha que enfeite sua casa. Dizem que essa tarefa cabe ao terapeuta, assim como à artesã, ao educador, ao contador de histórias ou ao pajé de uma nação.

A função de guardar e tecer diversos e preciosos fios de histórias em uma harmoniosa colcha é de suma importância para aquele que deseja ter como ofício a preservação da memória, da tradição e do profundo. E também para aquele que quer, preservando, transformar o mundo com as novas ideias nascidas desse manto.

A avó Celina, uma senhora muito especial que trata com carinho suas memórias de família, diz que, "para fa-

zer uma colcha, deve-se escolher com cuidado os retalhos para que haja harmonia. Não há regras para a beleza
– é preciso é seguir o instinto e ter coragem".

Assim, percebe-se que o trabalho com o tecido de-
manda intimidade. Ele pede o contato da pele – o tecido
que cobre nosso corpo – com o tecido externo, e aí se
criam as memórias íntimas. Memórias que contam nossas histórias pelo tato, pela lembrança sensitiva do tecido
na pele, e registram as marcas daquilo que vivemos desde
muito pequenos. Elas não dissociam corpo e mente.

Trago ao leitor agora uma memória de infância, repleta de intimidade, que pode nos ajudar no artesanato
que aqui estamos fazendo...

QUANDO ENGOLI A CHUVA

*Minha pele formigava cheia de energia enquanto corríamos de
volta para casa. A chuva de verão agulhava nosso corpo, dando
uma sensação nova de arrepio. Toda a minha superfície registrou
esse contato e, quando hoje a chuva me escorre pela pele, aquelas
gotas dos meus 9 anos me (re)inundam.*

*Estávamos entre primos e, sozinhos, fomos tomar sorvete na
avenida à beira-mar. Do sorvete não lembro nada. Recordo o pre-
tume do céu e nós ali, uma tensão alegre de "vai chuvêêê!" Os para-
lelepípedos esfumaçavam com as primeiras gotas, ficando escorre-
gadios quando empurrados por nossos chinelos. Eu corria e corria,
quase como uma gazela que foge de brincadeira de seu predador.*

Minhas pernas roliças usavam todos os músculos e se inundavam de água. As roupas estavam encharcando e meus primos tiraram a camiseta. Eu, já menina grande, usava o sutiã do biquíni. Mas, naquele momento, as agulhas que caíam do céu procuravam minha pele, deixando-me orgulhosa de ficar sem camiseta e sem biquíni. Apenas meu minishort de dançarina de axé, que ainda vestia, se ensopou.

Lycra na pele. Água na pele. Doce molhado de chuva na língua. Ação nos músculos. E só.

A transgressão da chuva e das roupas era secreta. Eu compartilhava com meus primos a sensação que hoje digo ser de liberdade e de brincadeira séria com a tempestade. Autonomia de correr sem pressa de chegar à proteção do telhado. Autonomia de ser meu corpo que sente o vento gotejante. Autonomia que faço reviver quando, já adulta, tomo chuva.

Digo com força que naquele dia engoli a chuva com a minha memória.

Pensando com meus botões, percebo que não guardamos memórias porque elas são pensamentos que pairam sobre um espaço invisível acima da nossa cabeça. Memória é corpo. Corpo é pensamento. Pensamento é nomeação de sensação. E uma de nossas sensações é o tato.

A junção da memória e da pele permite que a metáfora entre nossas histórias e a colcha de retalhos seja tão harmoniosa – afinal, os primeiros fios de nossa colcha foram criados na relação com os tecidos que nos envolviam e os toques que nos acolhiam. Não à toa o recém-nascido vem sempre embrulhado em um pano macio e quentinho. Nossa primeira sensação tátil é o toque humano, que vem sempre acompanhado de um tecido.

Creio que a tarefa de fiar com as linhas que compõem nossa memória, realizada pela artesã no plano concreto e por todos os outros no plano simbólico, vem acompanhada de uma busca no interior e no exterior da temporalidade. Ao contarmos nossas histórias (que incluem nossos medos, alegrias, raivas, paixões e outros sentimentos), vamos percebendo que precisamos ir a fundo não só naqueles fatos que aconteceram conosco, mas sobretudo nos fenômenos que ocorreram no mundo que habitamos, na família de onde viemos, nos desejos que temos para o futuro. Ou seja, precisamos nos perguntar sobre aquilo que nos pertence como seres humanos, aquilo que nos torna singular e também coletivos.

E esse trabalho, por ser complexo, deve ser realizado a 14 bilhões de mãos – que, juntas, tecem a mais bela colcha de retalhos. E, enquanto o fazemos, frequentemente por caminhos tortos, perguntamo-nos sobre o sentido da vida e sobre outras questões: que memórias queremos guardar? De que tipo de contato físico e afetivo precisamos para sobreviver? Quais são as experiências e memórias que nos modificam? Qual é o elemento que nos une? Qual é a nossa função na Terra?

Todas essas perguntas, e infinitas outras, só podem ser parcialmente encontradas durante o tecer da colcha. Que a paciência predomine sobre a impaciência; que a imaginação predomine sobre a racionalidade pura; que o cuidado atento supere a insignificância.

E talvez, apenas dessa forma, poderemos fazer "a mágica de transmutar tudo, até mesmo o feio, o escuro, o barato, o descartado e o doloroso, em uma tapeçaria rica, inigualável, de singular beleza, ressignificando a história pontinho por pontinho".[5]

6. O RESGATE DA MEMÓRIA

Certa noite, uma moça muito bonita repousava. À meia-luz, seus cachos grandes mesclavam-se com as dobras do lençol escuro. Ela pensava na vida enquanto analisava seu novo quarto. De tão pequeno o cômodo, o teto logo se encontrava com as paredes. A mobília era simples e antiga, mas havia uma janela de bom tamanho que ficava aberta, e um ar fresco entrava por ali.

De repente, percebeu que no dia seguinte teria de executar tarefas para as quais não estava preparada. Temia fazer confusão ou perder-se no imenso castelo.

Então, ela deixou o nada invadi-la e, do nada, surgiu o tudo. Ouviam-se apenas os suspiros de sua respiração tranquila, lembrando-a de que estava viva e pronta para se adaptar ao ritmo da nova casa.

De repente, sentiu os pulmões encherem e esvaziarem rapidamente e recordou do que a antiga camareira do palacete lhe dissera: "Nada tema. Muitas coisas surpreendentes ainda vão acontecer por aqui. Sempre haverá aquela caixa que todos guardamos em nossos aposentos".

A moça se levantou suavemente, deixando os cabelos roçarem no lençol, e saiu à procura da caixa. Perscrutou o assoalho em busca de uma tábua solta, mas não encontrou nada. Abriu, enfim, uma gaveta de sua grande cômoda de carvalho. Ali repousava uma caixa pequena, delicada e aveludada. Dentro dela, a moça descobriu o que de repente já sabia: havia memórias.

As memórias devem ser consultadas em momentos de solidão e de maneira especial. Correu, então, até a janela, abrindo as leves cortinas para que a Lua pudesse ver o macio tecido que forrava o fundo da caixa. Afundou-se na cama com sutileza e encaixou o pequeno cubo nas dobras do lençol escuro.

Antes de abri-la, a moça entoou uma cantiga antiga para destrancar o portal da memória: "Se essa rua, se essa rua fosse minha / eu mandava, eu mandava ladrilhar / com pedrinhas, com pedrinhas de brilhante / para o meu, para o meu amor passar. / Nessa rua, nessa rua tem um bosque / que se chama, que se chama solidão / dentro dele, dentro dele mora um anjo / que roubou, que roubou meu coração. / Se eu roubei, se eu roubei teu coração / tu roubaste, tu roubaste o meu também. / Se eu roubei, se eu roubei teu coração / é porque, é porque te quero bem".

Abriu a caixa e de dentro dela saiu uma luz rósea que aqueceu o coração da moça. Ela se inclinou para ficar mais perto daquele carinho e longos fios de seu cabelo tocaram a borda da caixa. Faíscas de sabedoria subiram até sua mente.

Ela fechou os olhos negros, sorriu e sentiu algo quente. O chá do avô derramara em seu vestido florido, pois ela, chorando, se enfiara embaixo da mesa, derrubando tudo que havia nela. Tocou com a ponta dos dedos a borda da caixa e sentiu outra faísca percorrer seu interior. Estava sonolenta e sua irmã lhe contava um conto de fadas que a embalava na cama. Um aroma forte saiu da caixa aveludada. O cheiro das velas do dia em que seu amigo morrera invadiu suas narinas, fazendo seus olhos fundos lacrimejarem de pesar.

Uma após a outra, a moça reviveu suas memórias. Cutucava-as calorosamente, sentia-as e as aquietava. Entretanto, algo a fez parar. O sino da condessa soava, o que a obrigou a sair de seu esplendoroso imaginário. Correu para fechar a cortina, selou a pequena caixa e a guardou na menor gaveta da cômoda de carvalho. Ela precisava ir ao encontro das companheiras com as quais aprenderia suas tarefas do dia. As palavras delas diminuiriam as incertezas que ela temia no futuro.

Inclinou-se. Jogando os cabelos para a frente, arrumou-os como se fossem ramos floridos balançando ao vento. Os cachos, que outrora se deliciavam com a liberdade curvilínea, estavam agora bem assentados em um coque e repletos de grampos brilhantes. A mulher deixou a fina camisola escorrer pelo corpo. Não demorou muito e estava pronta.

Virou-se para olhar o quarto, onde tanto refletira nas últimas horas, e o deixou na escuridão.

7. BRINCANDO COM AS PALAVRAS

Em nosso mundo, as cartas desempenham uma importante função – por vários motivos. Em primeiro lugar, colocamo-nos em um clima de meditação a respeito da pessoa que receberá aquele envelope. Depois, porque sabemos que ela permanecerá com a carta, relendo-a e guardando-a pelo tempo que for preciso até que as palavras do remetente fiquem gravadas em seu corpo.

Talvez não haja melhor maneira de expressar a importância de um ser humano para outro. A carta nos traz um pouco da pessoa da qual sentimos saudades. Por meio da letra, da pressão da caneta no papel, da escolha das palavras, abrimo-nos ao destinatário. Essa é uma das mais belas formas de encontrar alguém, pois nos permite dizer aquilo que, muitas vezes, não pode ser anunciado presencialmente.

Aquilo que muito nos afeta com a chegada de uma carta é sua surpresa. Estamos ali, em nosso mundinho, concentrados na roupa para lavar e no trânsito infindável, e, de repente, sem mais nem menos, uma ponta de papel pula da caixa de correio. E lá está ela!

É como se uma paixão violenta nos atingisse: o coração bate rápido, ficamos alvoroçados e surgem inúmeras outras emoções impossíveis de ser traduzidas.

Sempre fui apaixonada por cartas. Escrevo para minhas amigas desde pequena, entregando-as pessoalmente na caixa de correio ou com algum presente. A experiência de criar vínculos longínquos permitiu-me – e permite até hoje – encontrar meus amigos de Minas Gerais, da Espanha, da Itália e da Suíça.

Certa vez, vi-me mergulhada na obra de um autor de livros infantis. A vontade de encontrá-lo foi tanta que pesquisei seu endereço e me pus a rabiscar uma carta em inglês! Risca aqui, revisa ali e pronto, o pequeno papel se encaixou no envelope e seguiu seu caminho... Meus dias continuaram e logo minha vida de estudante fez-me esquecer daquela aventura. Meses depois, porém, recebi um grande envelope, com plástico bolha e tudo! O selo: "FROM AUSTRALIA".

A paixão invadiu-me; escondi-me em meu quarto para abri-lo. Levei comigo uma faquinha e a respiração que havia perdido. Nada de excepcional, alguns agradecimentos e um grande abraço do autor. Mas havia um P. S.

que justificava o plástico bolha: "Cara Irene, lhe envio também este exemplar do meu novo livro. Você deve ser a primeira brasileira a lê-lo!" Estava selada aí minha brincadeira com as cartas.

Vejo que a troca de papéis é mais concreta; abre-nos a possibilidade de criar um ritual mágico e profundo em torno do processo – que não é nada simples. Ele começa com a visão tão esperada da carta na caixa de correio; depois, vêm a escolha do momento de abri-la, a leitura, as viagens da imaginação diante daquelas palavras e o ato de guardar o envelope. Só então respondemos, lacramos e caminhamos até o correio para ver a carta indo embora. E esperamos, esperamos, esperamos...

Uma amiga, em um bilhete, me recitou uma vez as seguintes palavras de Rubem Alves: "As cartas são escritas não para dar notícias, não para contar nada, mas para que mãos separadas se toquem ao tocarem a mesma folha de papel". Acho que é isso que nos motiva a escrevê-las e recebê-las.

Há pouco tempo, li uma das mais belas cartas às quais tive acesso. Trata-se de uma missiva de Jean para seu amigo Paulo Barros, publicada no livro *A vida, o tempo, a psicoterapia* (Summus, 2010).

A autora se senta em frente ao papel e tece uma conversa com seu amigo que acabara de falecer. Pouco a pouco, vai desvendando o jeito de ele viver. Há uma homenagem que flui em um texto repleto de dedicatórias e, ao mesmo tempo questionador de um mistério: o mistério da morte. Para onde foi Paulo? Como se deu mais uma de suas viagens misteriosas?

Jean parece estar diante de uma despedida que prioriza o contato pele a pele entre o remetente e o destinatário. Essa despedida acontece ao longo de um texto que, de início, fala apenas da vida profissional e íntima que os dois amigos compartilhavam. Mas o rio vai seguindo seu caminho e depara com a borda de uma cachoeira, a qual impede que se veja o que há embaixo. Então, ambos se despedem e apenas um deles se lança às águas, com a promessa de jogar um aviãozinho de papel de volta para contar, por escrito, como é depois da queda.

Assim, a carta é como um bálsamo que permite que o rico encontro entre os dois nunca finde, pois Paulo vai recebê-la e com isso tocar onde Jean já tocou. E um dia a resposta virá. Quem sabe um avião de papel pousa em seu colo?

O melhor de trocar correspondências é ficar à espera. Segurando o mistério em uma mão e a memória do tato da carta escrita na outra. Tendo a certeza de que o encontro entre mãos se fará.

8. AN EXPERIENCE WITH A WEE BOY[6]

Depois de uma grandiosa noite de festas e danças brasileiras, finalmente acordei. Senti o frio da manhã penetrar minhas cobertas. Eu estava viajando pela Europa. Aquela sensação de pontas dos dedos geladas nunca me abandonava. Meus pés, além de frios, estavam doídos de tanto sambar. Um tímido raio de sol entrava pela grossa cortina e despertava minha mente, anunciando que o dia seria lindo. Dias lindos no país onde eu me encontrava são raros. Eles se escondem nas montanhas, nos vales ou em cavernas onde ninguém pode vê-los. Apenas em dias raros e especiais os gnomos – aqueles serezinhos mitológicos que moram embaixo da terra e saem de lá para fazer traquinagens – deixam os raios escaparem e, com isso, alegrarem toda a cidade.

Pão de batata com manteiga, chá, *muffins*, banana e mamão papaia. Meu café da manhã foi um encontro de culturas. Barriga cheia, céu azul e ensolarado, brisa agradável e 14 graus. Nada mal. O sol, quando ousava dar o ar de sua graça, plantava-me um sorriso gostoso no rosto. Eu nunca havia notado que ele pode acariciar a pele e arrepiar o cabelo da nuca. Aqui, o sol tem um valor tão grande quanto a chuva no deserto. É motivo de festa, de encontros, risadas, bebidas, morangos com mel e futebol no campo verdejante.

Não demorou muito e eu estava na rua, comprando panquecas doces, tortas de pombo com avestruz e milk-shakes de framboesa. Então fomos ao Jardim Botânico para sentar na grama povoada de crianças rolando no tapete verde e jovens amantes abraçados. As tulipas brilhavam e coloriam os olhos das meninas louras, que fingiam ser donas daquele enorme jardim. Nunca acreditaria em meus olhos se não tivesse o frio na ponta dos dedos para provar que eu estava ali. Viva. Amarelas, cor de laranja, brancas, vermelhas. As tulipas se misturavam com as *bluebells* e com os pios dos passarinhos – que procuravam, naquela imensidão primaveril, minhocas para seus filhotes recém-nascidos.

Porém, logo o sol escondeu-se entre as nuvens e o tempo mudou. Talvez uma única volta no parque fosse suficiente. E foi então que vi o menino, perto do lugar onde eu alimentara os esquilos. O povo daquela terra bebia, e como bebia. Mas ele não estava somente bêbado. Estava desprotegido e fraco. Devia ter uns 12 anos, era uma criança. Uma criança cambaleando. Minha tia, ao meu lado, não pensou duas vezes e foi ao encontro dele. Fiquei um pouco insegura, ainda não tinha absorvido a cena: o garoto devia ter a idade do meu irmão mais novo!

Ele se deitou na grama, numa pequena colina, com os olhos fechados, sem responder às perguntas que minha tia fazia. Um raio de sol saiu de trás das nuvens e iluminou seu rosto. Por alguns segundos, esqueci que o menino precisava de ajuda.

Aquele rosto me levou a perceber quanto gosto de coisas belas. Os gnomos haviam encantado o menino como que para distrair meu olhar daquele infortúnio. O sol realçava os olhos chorosos de medo, que lentamente se abriram. Eles estavam perdidos, fixos em um lugar que somente o coração dele conhecia. Eram de um azul intenso, vivo e brilhante.

Cativante. Sua face era tão delicada que pensei estar observando o rosto de um anjo. As sardas na bochecha se afogavam em lágrimas. Ele estava tão vulnerável que senti algo que nunca havia experimentado: desejo de protegê-lo do mundo.

A vontade de acariciar seus cabelos e dizer que estava tudo bem foi tanta que toquei naqueles fios marrom-claros. Eram como seda. Com minhas mãos frias, as unhas esmaltadas de roxo, mexi em seus cabelos, esperando que aquilo o deixasse mais confortável. Mas, ao mesmo tempo, senti-me uma garota de sorte por ter o privilégio de fazer cafuné naquela criatura bela. Ele continuava chorando, mas as lágrimas rolavam mecanicamente de seus olhos profundos. O garoto não tinha mais forças para se mover. A ambulância chegaria a qualquer momento. Eu só conseguia dizer: "Everything is gonna be ok". Eu tinha tanto a dizer a ele! Tinha tantas músicas para embalar o anjo deitado na grama! Porém, não conseguia cantá-las em inglês. Tudo que eu sentia vinha do meu berço brasileiro. Vinha da força de uma mãe e da magia da natureza tropical.

Foi então que toquei a mão do menino para ver se ele sentia frio, mas ela estava mais quente que a minha. Não sei ao certo o motivo, mas ele sentiu o toque e voltou os olhos na direção dos meus. Estavam fixos, cheios de inocência e medo. Porém, uma força enorme saía de dentro dele. Algum poder que, talvez, somente em pleno contato com o inconsciente possamos controlar. Meus olhos também encontraram os dele e eu fui desarmada. Aquelas bolas azuis pareceram perfurar minha íris e encontrar os meus sentimentos mais doces. Os olhos do menino, apesar de não se moverem, esquadrinharam todo o meu interior.

Ele deixou emergir sua capacidade de adivinhar o outro diante dele. E, então, me encantei. Sem piscar, o menino trouxe à tona algo que não saía de mim havia um bom tempo. Senti-me inspirada. O desejo de escrever e de imaginar borbulhou minha visão. Tinha vontade de

O tear da vida

chorar de alegria e dançar com paixão. E mostrei isso a ele. Ele soube de tudo. O anjo me encantou e eu me deixei encantar. Nós dois deixamos de ser *wee*. Ambos nos tornamos seres maduros, prontos para enxergar o mundo com outros olhos: olhos de adulto.

Fico a pensar no que aconteceria se um dia eu reencontrasse aqueles olhos. Uma revolução interna? Uma cegueira secreta? Apenas levo comigo a esperança de que eles cruzarão novamente meu olhar – e então verei um espelho d'água na profundeza azul dos olhos do menino-anjo.

9. O CAMINHO DA MATURIDADE

Ao sentir os sinais da chegada da meia-idade, homens e mulheres começam uma saga de cuidados para que a saúde seja mais plena e a juventude se perpetue. De modo geral, os homens se preocupam tanto com sua sexualidade quanto com sua forma física. Já as mulheres empenham-se em brigar com o fantasma do envelhecimento, não tendo a menor ideia do que as espera. Como vai ser o processo de envelhecer? Como os outros vão olhar a elas? A qual grupo pertencerão?

Tenho constatado que a ironia dessa fase é que, quanto mais força fazem para se transformar, mais essas mulheres tornam-se parecidas consigo mesmas.

O sonho da cirurgia plástica, da lipoaspiração e de outras intervenções não chega a se realizar, ficando só no seu imaginário. Seria tão mais saudável se elas acreditassem que nessa fase seu potencial poderia ser investido em novas fontes de espiritualidade, sabedoria, compromisso e compaixão! Sua maneira de olhar o mundo se transformaria totalmente. Não seria apaziguador?

Situações que outrora provocavam ressentimentos, mágoas, raiva ou ainda uma total ignorância poderiam se transformar, dando espaço a uma nova suavidade.

Na maturidade, tanto a mulher como o homem atravessam um limiar que os conduz a um território inexplorado e um pouco assustador: a terceira fase de sua vida. Porém, é nesse estágio que surge a possibilidade de se definir melhor, com mais liberdade, tornando-se ainda mais singular.

É importante fazer boas escolhas na terceira fase da vida: aquilo que fazemos e falamos deve estar em concordância com nossa alma. Só assim tudo que realizarmos estará pleno de significado, eliminando o vazio anterior que nos habitava. Talvez um passado áspero tenha sido o prelúdio desse momento da vida. Nesse caso, são necessários recursos espirituais, sobretudo se não pudermos contar com o apoio de pessoas queridas para enfrentar a situação. A fase da maturidade se relaciona mais com o interesse pelas culturas, mitologias e religiões, o que acrescenta fluidez à nossa vida. Nessa etapa, a busca da transcendência se fortalece.

Vou agora contar uma história para ilustrar as diversas fases evolutivas das mulheres maduras.

PREÂMBULO

Recebi de uma amiga querida, Alessandra, uma história comovente, sobre a qual iniciamos juntas uma reflexão profunda. A história chama-se "Pão velho". Trata-se da conversa entre uma mulher madura e uma criança que pede esmola. Ela fica impressionada com a vivacidade do garoto e se põe a conversar com ele. Uma vez chegada a hora de tomar seu rumo, oferece a ele o sanduíche que trouxera para o almoço. O garoto recusa, argumentando que ela lhe dera seus bens mais preciosos – seu tempo e sua atenção. Ele havia ganhado o dia, levando dentro de si a conversa que tiveram. A resposta do garoto emocionou a mulher, que ficou imaginando quantas pessoas, grandes ou pequenas, ficam quietas num cantinho, esperando que alguém de repente as veja e pergunte: "O que você quer? Do que você precisa?" A resposta poderia ser algo assim: "Na minha casa, tudo é muito estranho, as pessoas pouco se falam. E assim eu fico muito triste e vazio. Tenho vontade de ter amigos – para inventar moda, fazer arte e brincar de pega-pega ou jogar bola".

ESPALHANDO A HISTÓRIA

Minha amiga e eu nos identificamos com o garoto, tão pequeno para ter consciência da sua situação de vida. Ficamos com a cabeça nublada, embaralhada, e rememoramos cenas da infância. Carregadas de sentimentos, com a história viva na cabeça, fomos ficando com o peito convulsionado. Por que estávamos daquele jeito? Pensei muito, meditei com toda a concentração. E, nesse processo, adormeci profundamente. A Alessandra também acabou por repousar no sofá e sonhou. Quando acordamos, fomos desvendando-o...

O SONHO

Era nítido como cinema, bem colorido. Alessandra era pequena, devia ter uns 5 anos, cabelo curto, franjinha. Tomou a mão de seu pai e o convidou para um passeio, coisa que nunca acontecia. Seu pai era um homem enorme. Grande e forte. Ela o pegou de surpresa e ele aceitou, apesar de relutante. Minha amiga tinha duas reações opostas com relação a ele: uma de segurança, pois achava que poderia protegê-la de tudo, e outra de pavor, ao lembrar-se da cólera que aparecia quando as coisas não andavam como ele queria. Aí ele ficava muito vermelho e gritava com todos. Alessandra não entendia nada.

No sonho, a família de Alessandra estava passando férias na casa da avó, o que sempre era um refrigério comparado com seu lar. E lá foram ela e o pai subindo um morro bem verde, até chegar a uma torre que devia servir como posto de guarda para vigiar as costas da ilha em que se encontravam. Dava medo de subir na torre, pois esta era cinzenta, úmida e fantasmagórica. Lá do alto, depois de uma escarpa bem íngreme, via-se uma praia de pedras brancas, daquelas que a gente joga no mar e elas saem pulando. Ali, os mais corajosos se atreviam a nadar e a enfrentar a água gelada.

Alessandra soube pela avó que seu pai, quando garoto, gostava muito de escalar o rochedo, junto com o irmão, para recolher ovos de gaivota. Era uma grande aventura para eles, que simplesmente sumiam o dia todo. Para quase matar sua avó de susto!

Prestando atenção ao caminho, pai e filha desceram até uma parte da praia onde podiam ver pessoas em semicírculo, que os saudavam alegremente, chamando Alessandra pelo nome para se juntar à roda. Tratava-se de um ritual de saudação à Lua, com canto e dança. Alessandra queria tanto aceitar o convite para pertencer ao grupo! Então, ela se atreveu a subir no palco e dançar. Desejou que seu pai a acompanhasse, mas ele não cedeu ao convite insistente. Minha amiga dançou direitinho. Ficou obviamente encantada com a recepção das pessoas e disse ao pai, aquele homem enorme, sério e calado: "VIU BEM, PAI, COMO DEVO SER TRATADA? É ASSIM!"

Alessandra não conseguiu recordar da reação do pai, já que ele era bastante explosivo, mas relatou que ele pareceu acalmar-se. Deu-lhe a mão e, juntos, retornaram em silencio à casa da avó. Alessandra ficou a imaginar em que ele estaria pensando e acordou.

REFLEXÕES

Fomos as duas até a janela enquanto a chaleira esquentava e ficamos a pensar no amadurecimento e na vida de Alessandra. Ela, assim como eu, sempre fora muito observadora e gostava que as outras pessoas também o fossem. Concluímos que isso nos ajudava a entender melhor a vida, que para nós às vezes era um mistério. Ela lembrou que no sonho, durante a caminhada, estava muito atenta às casas do caminho e às pessoas – umas usufruindo o sol, outras cozinhando tortas cujo aroma lhe encantava e outras cuidando do jardim. Alessandra passou a admirar tudo que via e também a cobiçar o que surgia pelo caminho.

As residências que ela via eram alegres, impregnadas do aroma de pratos deliciosos, com lindos jardins e vista para o mar. A sua casa, porém, era o oposto disso. Nada de música nem de tortas cheirosas na janela. Era um lugar triste, e ela não conseguia descobrir por quê. Essa era a mulher entrando no ciclo de donzela, com meia dose de consciência. Começando a conhecer o mundo e as pessoas.

Alessandra foi para casa, mas continuamos a nos corresponder por cartas e borboletear ao redor de sua vida. Uma das divagações partiu das seguintes perguntas: por que seu pai era tão explosivo? Por que brigava tanto com sua mãe? Concluímos que a culpa não era de Alessandra, pois a mãe sempre lhe dissera que ela era (e ainda é) calma, tranquila. Dormia bastante e, ao acordar, agarrava-se à Clarinha, sua boneca de pano. Quando se entristecia, pegava Clarinha e ia se sentar no alto da escada, só olhando. Vendo os meninos brincar, dando muita risada... Então perguntei à Alessandra por que ela não se enchia de coragem e ia brincar junto. Demo-nos conta de que ela criara medo de gente! A menina Alessandra só ficava bem acompanhada da Clarinha ou de seus livrinhos. E elaborava suposições do porquê de aquela casa ser tão fria, tão esquisita, com pessoas tão estranhas...

Bem que ela tentou brincar com seus irmãos e os meninos da rua, que a provocavam o tempo todo, mas um dia perdeu toda a confiança neles. O que se passou foi o seguinte: os moleques a convidaram a andar de bicicleta, levaram-na até uma ladeira enorme, seguraram o selim por um tempo mas de repente a soltaram. Não dava para contar quantos tombos no canteiro de espinhos da casa da avó Alessandra já havia levado por traquinagens desse tipo. Os irmãos se aproximavam bonzinhos, querendo brincar... A gente sempre tem esperança de que as pessoas se transformem... Mas não. Ela aprendeu a se curar sozinha dos ferimentos do espinheiro e, dali em diante, ficou mais esperta. Parou de esperar que outras pessoas a acompanhassem e a protegessem.

Com muita mágoa, minha amiga quase adolescente desistiu de querer que as pessoas – inclusive os meninos – gostassem dela ou a incluíssem nas brincadeiras.

APRENDENDO SOZINHA

O relato de Alessandra logo me fez pensar: de onde vem a violência física? Por que precisamos de afeto para sobreviver? E, indo além, como mudamos nosso comportamento depois de experiências corporais como as que minha amiga havia enfrentado?

Não precisei esperar muito e logo recebi sua resposta. Ela me contou que, em seu coração, continuava a sonhar que um dia brincaria com os irmãos, mas sem agressões. Além disso, o que mais queria era ser vista pelo pai, que estava sempre ausente. A menina estranhava muito o fato de que nem sua mãe nem seu pai tomavam conhecimento do que se passava entre eles. O pai se ocupava muito com o trabalho e a mãe bordava, fazia tricô e cuidava da casa, do jeito dela. Era quieta, sempre ouvindo novelas que a levavam para ainda mais longe dos filhos e de seu marido, com quem pouco falava.

A essas alturas, a quase moça Alessandra já conseguira a explicação para a desarmonia em sua casa. O silêncio era grande demais, o rancor era deveras bem guardado, janelas ficavam fechadas e os dois adultos preocupavam-se com assuntos pessoais, não compartilhando a vida que haviam construído.

Ficou tudo mais complicado durante a adolescência. Nenhum sinal de primavera. Nada foi celebrado. Os sinais de desenvolvimento e de tudo que lembrasse o feminino, tal como mudanças no corpo, eram motivo de chacota. E minha amiga, sem as devidas explicações, só morria de vergonha. Sua sorte é que sempre tivera uma imaginação muito rica, que a ajudava a fugir daquele ambiente inóspito. Alessandra dizia a si mesma: "Vou conseguir tudo que eu quero, eles vão ver!"

DOMANDO A BICICLETA

Foi nessa fase que ela começou a se sentir um projeto de mulher madura e decidiu fazer sozinha tudo que lhe apetecesse. Acredito que a partir dali ela aprendeu bastante coisa a respeito da vida. Aprendeu a andar de bicicleta, encantando-se com a possibilidade de se movimentar à vontade. Pôde enfim vivenciar passeios lindos pelas aldeias da ilha onde morava a avó – aquela que aparecera em seu sonho. Podia passar o dia todo passeando, conhecendo outras casas, outras pessoas gentis e alegres, que a cumprimentavam com gosto. E aí principiou a aprender que o mundo era bem maior e variado do que aquela casa onde morava e do que as pessoas com que convivia.

A alegria também era contagiosa. A ampliação do seu espaço fez toda diferença. Deu rédeas a si mesma e começou a ir mais longe, a se arriscar mais. Tornou-se a menina de bicicleta com asas!

PROMESSAS

Depois de correr o mundo, Alessandra perdeu o medo de gente e começou a ter vontade de criar seu espaço, um canto que construiria do jeito que sempre sonhara. Mudou-se de país e estudou muito – sobretudo para aprofundar-se na percepção das pessoas, assim como para aprender a ter coragem de se mostrar como é. Foi nesse momento de sua vida que a conheci e revisitei minhas memórias – lembrando-me da Alessandra forte e carinhosa que, junto comigo, amadureceu.

Recordo-me de sua promessa de construir a própria família, que seria muito diferente da anterior. A casa teria música, comida cheirosa, haveria cor; as pessoas seriam muito amadas, recebendo carinho, beijos e abraços. Rememoro as infindáveis visitas que fiz e ela: cada móvel e bibelô era escolhido com carinho para adornar a sala; jantares especiais eram preparados em segredo para os mais íntimos.

Assim Alessandra aprendeu a ser feliz: compartilhando as coisas boas com aqueles que merecem. Ela contou que também aprendeu a "ler" pessoas que encontra quase morrendo de tristeza, sozinhas, sem saber o porquê de tanto sofrimento. Enfim, aprendeu a conhecer e a apreciar aqueles que passam pela sua vida.

Assim é que nossa conversa tão vagarosa e profunda pôde acontecer, pois hoje ela se deleita em sentar e conversar sobre tudo – incluindo casos dolorosos e engraçados –, trocando medos e valentias. Trocando pedaços de vida. Finalmente, e tão importante quanto, Alessandra aprendeu a não se calar mais e a lutar por tudo que considera justo.

VOLTANDO À NASCENTE

Gosto muito de ler mitologia grega e recomendo o seu estudo. Existe todo um elenco de deuses que representam personagens. Cada um deles, com suas características, revela-se um pedaço nosso com o qual podemos nos identificar, muitas vezes com lucidez, e procurar entender atos e reações que até então nos eram obscuros. A mitologia nos diz que os deuses são divididos em diversas partes, mostrando que a vida humana pode ser "lida" ou entendida de variadas formas.

Nessa história que relatei, podemos sentir a influência de três deusas sobre o nosso modo de ser. Ao nos tornarmos mulheres maduras, sofremos (ainda bem) influência das mais experientes – como Sofia (deusa da sabedoria mística e espiritual), Hécate (deusa da intuição) e finalmente Héstia (a deusa do fogo). É aconselhável entrar em contato com elas para que a idade madura nos proporcione alegria e bom senso.

Que a SABEDORIA nos traga a possibilidade de espalhar paz;

Que a intuição nos traga uma visão mais ampla do mundo; e

Que o FOGO nos permita reciclar o ambiente em tempos obscuros.

FINALIZANDO, UMA SUGESTÃO

Quando você se sentir mal, desanimada, sem força, com medo de morrer ou de ficar só, sente-se junto de uma pessoa disponível, dê-lhe a mão, converse muito com ela. Nos encontros com Alessandra, aprendi como é importante trocar histórias, conhecendo a outra pessoa e se deixando conhecer. Milagres podem ocorrer. Depois você me conta o que aconteceu...

10. COMO SOMOS ESCOLHIDOS PELAS FRUTAS

Mesmo com as dificuldades da idade, fui dar um passeio na feira. Então deparei com um rapaz que, muito contente, selecionava carambolas e mangas da barraca de frutas. Ele puxou conversa comigo e eu engrenei no bate-papo, enquanto procurava boas maçãs. Ficamos ali por um tempo. Raros eram os momentos nos quais jovens se interessavam pela presença dos velhos. Eu já vinha notando havia algum tempo que minhas únicas conversas com eles se esgotavam em "a senhora quer ajuda?" ou em um grosso pedido de "licença" quando eu, vagarosa, atrapalhava seus caminhos apressados.

 O rapaz saíra de casa para tomar ar e dera com a feira. Pediu-me ajuda para escolher as frutas mais saborosas. Tive vontade de ajudá-lo. Parei para olhar atentamente as maçãs que estavam diante de mim. Olhei, segurei, cheirei e senti. Para mim, as maçãs sempre foram especiais. Elas deviam escolher me acompanhar – eu não poderia simplesmente escolhê-las. Meu amigo feirante já conhecia meu velho hábito, mas o moço não. Ele me olhou e um sorriso foi surgindo em seu rosto.

— Você parece a minha tia-avó — disse ele.

— Ah, não é de estranhar, pareço com muita gente — respondi. — Sempre fui aquela que os outros encontram e dizem: "Acho que te conheço de algum lugar..."

— Não, senhora, não digo fisicamente — ele explicou. — Você escolhe maçãs como ela escolhia.

Parei de olhar as maçãs. Meu braço, que estava pronto para segurar uma delas, voltou para junto do corpo e levantei a cabeça. Eu não esperava por um encontro como aquele. Vi diretamente os olhos do menino, algo que não tinha pensado em fazer antes. Eles eram pretos como jabuticaba; o branco ao redor se destacava mais do que tudo ao encontrar sua pele escura. Fiquei tão emocionada com as lembranças daquele olhar que meu coração bateu em disparada. Desequilibrei-me e ele me sustentou.

— Podemos nos sentar um pouco ali no banco?" — perguntei.

O moço fez que sim com a cabeça, parecendo um pouco fora dos eixos. Estava com aquela expressão de quem não sabe o que fazer quando alguém precisa de ajuda médica. Mas eu não estava precisando de ajuda. Muito menos médica.

— Estou bem — reforcei.

O rapaz não soltou meu braço até ter a certeza de que eu estava bem sentada. Aprecio a atenção das pessoas que querem me ajudar. O feirante veio puxando os dois carrinhos. Ficamos ali sentados, ele parecendo desconfortável.

— Garoto, você me trouxe alguns pensamentos — comecei — que não me visitavam havia anos. Nem sei quantos.

Respirei fundo, como se quisesse guardar todo o aroma de uma flor do campo. Ele continuava me olhando com espanto e preocupado com a minha saúde. Devia estar arquitetando um jeito de ligar para uma ambulância sem causar muito alarde. Não dei importância, continuei falando.

— Sabe a sensação de quando se inspira ar demais e então colocamos o rosto dentro da água? — Ele pareceu não saber. — Nossos olhos ficam mais preciosos e enxergamos um mundo completamente diferente — disse eu. — É assim que estou me sentindo agora. Você me deixou olhar o fundo do mar.

— Mas... mas como? — ele conseguiu perguntar.

— Nos seus olhos vi sua tia-avó. E foi ela que me ensinou a ver o mar e o mundo de um jeito curioso.

Os olhos negros do rapaz não podiam estar mais arregalados. Acomodei-me no banco e preparei-me para contar uma história.

— Hoje já sou velha, mas lembro que quando era pequena ia à praia nas férias de verão. Era uma localidade onde mato, morros e maresia nos circundavam. A casa em que ficávamos era pequena se comparada ao jardim e eu, sempre acompanhada de algum amigo, explorava o quintal e muito além dele. Estava lá, certa vez, com minha melhor amiga e um amigo, desbravando a floresta e procurando coisas para fazer, quando deparamos com uma construção. Vimos uma parede por entre as folhas da embaúba, aquela árvore brasileira com folhas redondas. Como éramos jovens e explorar os limites constituía sempre uma aventura, fomo-nos aproximando do lugar, apesar das recomendações da minha família.

Fiz silêncio para conseguir recordar aquela situação sem me esquecer de nada.

Aproveitei para olhar o rapaz. Achei que ele estaria cansado e com vontade de continuar suas compras, mas não. Difícil era saber o que tinha fisgado sua atenção. Continuei:

— A construção ficava no vale entre dois pequenos morros e parecia estar próxima de um riozinho, porque sentíamos um gosto úmido na boca. As plantas e o limo faziam parte das pedras assim como o concreto fazia parte da mata. A construção, como notamos depois, não era uma casa, mas uma mandala – círculo mágico cheio de harmonia utilizado em muitas culturas para concentrar energias para rituais. Sua altura não passava de meio metro do solo, mas se a estivéssemos observando de um avião veríamos seu círculo completo e todos os seus detalhes. Olhando através de buracos escuros nos desenhos de concreto, percebemos que era um lugar profundo. Meu amigo, sempre desafiador e corajoso, foi o primeiro a subir na muretinha e a andar por suas formas geométricas e arredondadas. Em seguida, ia minha amiga e, logo atrás, eu. Tivemos certeza, todos ao mesmo tempo, de que aquele lugar não era comum.

Parei de falar e olhei para as frutas que repousavam na banca. O vermelho das maçãs parecia ganhar mais viço.

— Tinha alguma magia ali. Não éramos iniciados em nenhuma religião e sabíamos pouco das forças ancestrais, mas estávamos começando a senti-las. Os olhos curiosos da minha amiga, que sempre fora arrojada, encontraram uma escada rumando para a escuridão. Sentimo-nos seguros e começamos a descer. Primeiro encontramos um cômodo que, apesar da profundidade da construção, era arejado e muito iluminado. Havia pouca coisa ali e não estávamos ansiosos para mexer em nada. Abri uma portinha daquelas bem pequenas e redondas, como se fossem portas de toca de coelho, e passamos para outro cômodo. O ar ia pesando em nossos pulmões, mas algo nos trazia leveza e a compreensão de que fazia parte de tudo aquilo explorar o lugar. Por volta do terceiro cômodo ouvimos um barulho e encontramos um homem. Ele estava sentado em um banquinho velho de três pés, raspando uma ferramenta num pedaço de madeira. Seus pés descalços se misturavam com o chão e seu jeito matuto nos dizia que era caiçara. Seu rosto negro nos olhou e encontrei olhos sabidos. Suas mãos continuaram entalhando o toco. "Continuem entrando", ele disse com voz forte, mas respeitosa. "Vocês encontrarão". "Encontrarão o quê?", pensei, mas não verbalizei, pois o velho parecia ter-se fechado em copas. Senti meu amigo entrelaçando sua mão na minha e me levando até outra porta, que era ainda menor. Senti como se um xale quentinho me envolvesse. "Parece que alguma coisa eu já encontrei", disse a mim mesma. Continuamos caminhando por entre os espaços da construção, indo cada vez mais para o subterrâneo. Só mais tarde pude definir aquele lugar como uma casa mediadora, construída em parte pela natureza e em parte por mãos humanas. O outro cômodo era escuro e tivemos de dar as mãos e vasculhar as paredes. O ar tinha ficado mais doce. Um tipo de melado de fruta maduríssima, como estas aqui.

Nem precisei apontar para a bancada de frutas. O menino respirava como se quisesse absorver os aromas que nos envolviam. Prossegui:

— O cômodo tinha grandes prateleiras que, de tão compridas, pareciam não caber ali. E elas estavam repletas de maçãs. Estávamos com fome e cada um escolheu uma, assim, no escuro mesmo, indo até onde o cheiro parecia melhor. Demos várias dentadas e, por fim, encontramos outra porta. E lá estava sua tia-avó.

As sobrancelhas do moço franziram-se, mas não dei tempo às suas perguntas, pois elas causariam uma avalanche.

— Isso mesmo. Lá estava uma mulher, já senhora, da cor da terra. Tinha uma longa saia branca de rendados e uma presença que eu nunca vira igual. Parecia haver raízes densas em seus pés, também descalços. Senti um arrepio longo e energizante e vi que todos também haviam sentido. "Aprocheguem-se, filhas", ela disse. Sua voz era outro arrepio, um arrepio de ouvido. Não havia como nós duas, minha amiga e eu, continuarmos paradas na porta. Fomos ao encontro da mulher. "Sejam bem-vindas a esta passagem. Passagem cheia de portas de madeira, concreto e musgo." Só então consegui mirar seus olhos. E, é claro, desequilibrei-me, assim como agorinha há pouco. "Vocês duas têm uma auréola", ela continuou. Nós duas, arrepiadas, nos entreolhamos e não vimos auréola de anjo nenhum. "Não é de anjo, queridas. É de mulher. De mulher de magia", completou a anciã. Àquela altura, estávamos quase em transe. Meu amigo tomou-me pela mão e senti que havia mais coisas entre nós do que parecia existir até então. A senhora, que estava apenas se dirigindo a nós duas, sorriu também para ele, dizendo: "Sejam todos bem-vindos". Então, retirou-se, deixando-nos apenas uma sensação de bem-estar.

Minha amiga e eu voltamos para lá diversas vezes. Aprendemos muito com aquela senhora, sua tia-avó.

Um suspiro de memória escapou de mim.

— Com o tempo, deixei de visitá-la. Lembranças morrem, o que fica é a magia. A força do símbolo da mandala.

Levantei-me, vagarosa, a sacola em mãos. Olhei para a banca e vi que algumas maçãs haviam me escolhido. Segurei-as com carinho e elas penderam na sacola. Então, foi a vez de o rapaz falar.

— Eu não tinha muita clareza dessa história de maçã, mandalas e lugares profundos. Mas também conheci a casa da minha tia-avó. Eu era criança e estava atrapalhado, sem entender nada daquele lugar e da conversa que ela travava com umas pessoas. Então, peguei na barra da saia dela e perguntei: "O que eu faço pra entender isso tudo que vocês estão falando?"

Ele fez uma pausa e sentiu o coração batendo mais calmo. Continuou:

— Sabe o que ela me disse? "As coisas vêm no momento certo, meu querido. Não adianta se afobar." Então ela me pegou pela mão, levou-me até uma árvore e escolheu uma maçã. "Tome, coma esta e vá brincar."

O moço parou de falar.

— Muito obrigada por isso, viu, menino? —, disse eu, dando um sorriso que havia tempos não dava. Virei-me e, puxando meu carrinho de frutas, segui o caminho de casa.

O tear da vida

Ao chegar, aproximei-me das paredes amarelas. Joguei uma maçã para dentro da cozinha pela janela branca aberta. Escutei uma risada conhecida e vi uma mão de afeto, daquele que um dia fora só meu amigo, abrir com delicadeza a porta e me levar para dentro de casa.

11. VIVENDO NA CORDA BAMBA[7]

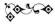

Margarida era bastante extrovertida. Vinha de uma família tradicional. Seu telefone não parava nunca de tocar e ela atendia alegremente a todas as chamadas. Trocava figurinhas com as amigas sem se preocupar muito com a vida e fazia o que lhe agradasse.

Muitas vezes, ela se via com a cabeça vazia e sentia vontade de preencher aquele espaço. Ia até suas lojas preferidas do shopping e consumia tudo que a confortava. Porém, em algumas ocasiões, nem isso a ajudava. Então, em um dia de vazio como esse, as amigas incentivaram Margarida a viajar, desejando que ela aprendesse a usar a cabeça – que até o momento se constituía em uma coisa inútil.

Margarida concordou e, apesar da resistência dos pais, decidiu partir para um país difícil, a Índia. Chegou a seu hotel de luxo e, depois de desfazer as malas e colocar as pantufas confortáveis que estavam sobre a cama, olhou pela janela. Ali, na rua, muitas cenas evocavam sensibilidade, como moradores de rua pedindo esmola e idosos revirando o lixo. Ao dar-se conta do panorama à sua frente, ela se emocionou e, coisa rara, ficou perdida. Desabou no chão e pôs-se a chorar até mais não poder. Suas lágrimas pareciam arrancar-lhe toda a água do corpo, e seus soluços, todo o seu ar.

Pela primeira vez, Margarida percebeu que seu chão, sempre tão seguro, estremeceu e algo dentro dela mudou. Sentiu seu desamparo no desalento daqueles que vivem longe de todo o conforto. Enfim se deixou entrar em contato com os outros.

O tempo passou e aquele episódio continuava com Margarida. Agora ela sentia que seu chão, antes tão sólido, havia se transformado numa corda bamba.

Esse pensamento faz-me lembrar de que nós todos, seres humanos, somos equilibristas e vivemos caminhando por um fio. Uma corda bamba, que pode responder aos nossos movimentos perigosamente ou com estabilidade – depende de como nossas ações e nossos passos vibram nela. Os resultados desses passos e ações compõem nossa existência.

Andando sempre em um fio pendurado sobre as nuvens, temos de criar nosso caminho. Tarefa nem sempre fácil, mas nem sempre difícil. Assim, vamos construindo e trilhando nossa corda e sentindo todas as inseguranças que a instabilidade de viver assim nos confere.

Pena que Margarida demorou tanto tempo a perceber que somos nós que damos nossos passos e vivemos em desequilíbrio! A moça não sabia fazer as coisas sozinha nem andar com as próprias pernas. Viveu boa parte da vida acreditando que morava no chão – chão esse rodeado de paredes que não a deixassem ver do outro lado ou encontrar pessoas e estilos de vida diferentes.

Quem vive no chão, desequilibrado e fora de seu fio não se ocupa de trilhar o sentido de sua existência: prefere estar em contato apenas com os aspectos superficiais dela. A vida não se torna um conjunto. Não se transcende o possível.

Ao dar-se conta de que pisava em terreno instável, Margarida se tornou equilibrista e sentiu sua vida se transformar. Era casada e costumava apenas matar tempo, ir a lojas e festas. Mas, logo depois de sua viagem, ela se apaixonou por outra pessoa. Com todas as complicações que isso traz, foi-se deixando envolver cada vez mais. Teve coragem, então, de refletir sobre seu casamento, sua posição social e sobre aquilo que queria como futuro. Agora, vivendo sobre a própria corda e treinando os próprios passos, ela consegue enxergar os outros equilibristas que a vida coloca em seu caminho.

O caldo dessa historieta nos diz que viver como equilibrista é estar sujeito às incertezas da vida, ao destino e, por fim, à tarefa de fiar cada fio pelo qual andamos, de tecer nossa colcha de retalhos.

12. SE A CARAPUÇA SERVIR...

Todos nós nascemos com máscaras. A perspectiva do nascimento de um bebê já provoca um estado de espírito diferente e complexo, marcando o recém-nascido com uma roupagem que não necessariamente lhe pertence. As pessoas que convivem com esse serzinho podem achá-lo assim, mas ele pode ser assado. Os familiares logo dizem: "Como ele é parecido com o avô!"; ou: "Ah, não, para mim ele tem o sorriso da tia!"

Todos fazem festa quando uma nova criança chega, mas tal festa é feita para o bebê que se imagina estar lá, quase nunca para aquele que de fato lá está. Conhecemo-nos tão pouco que não é possível dizer se ele chora por estar incomodado ou por sentir fome. As pessoas o abraçarão dizendo "Esse menino é muito carinhoso!", ou lhe darão de comer comentando: "Que comilão que você é!" E, assim, de tecido fino, vão surgindo nossas primeiras máscaras.

Conheci uma menina que, aos 3 anos, exalava a esperteza da primeira infância. Brinquei de esconde-esconde com ela e me encantei quando, sendo ela a que se escondia, tapou os olhos com as mãos e se deu por satisfeita com o resultado. Curioso foi perceber que, suprimida a visão da menina, seus olhos deixavam de ter a importância antiga; para seu gosto, ela não mais existia. Ela agora se escondia: ganhara a máscara da invisibilidade.

Nossas carapuças também nos rotulam desde cedo. Certa vez, duas crianças pequenas, uma menina e um menino, brincavam de mamãe e filhinha. Depois de um tempo, um segundo menino, Jorge, se interessou pela brincadeira e pediu: "Posso brincar com vocês, Carol e Lucas?" Lucas respondeu, muito seguro de si: "Não pode, Jorge, essa brincadeira é de menina". Minha couraça se espatifou no chão e vi que a de Jorge também. Muitas máscaras relacionadas à divisão de gênero de repente deram as caras. Jorge afirmou, confuso e frustrado: "Mas o Lucas é menino!" Como explicar a ele a situação? Fiquei sem reação, apenas refletindo com meus botões... Por que, tendo apenas 2 anos e meio, esse menino já consegue vestir uma máscara feminina? E, indo mais para as profundezas dessas blindagens: como ele compreende e categoriza com rigidez as brincadeiras de "menina" e de "menino"? Será que Lucas vai encouraçar essa máscara rígida com o passar dos anos?

Felizmente, a mudança faz parte do crescimento e, chegada a adolescência, as máscaras se enchem de purpurina colorida. Vemos o mundo com olhos de paixão e aprendemos a colocar máscaras fantasiosas na garota ou no garoto se por acaso nos apaixonarmos. Sonhamos com os passeios juntos ou com a noite que poderíamos passar juntos. Existe também aquela máscara escura, sombria e revoltada que os jovens vestem participando de uma manifestação de rua. A cada crise eles se preparam para escolher – ou, melhor ainda, construir – novas máscaras. Como bem identificou o menino Lucas, homens e mulheres vestem máscaras diferentes. Isso se vê, por exemplo, em vestiários: na ala feminina surgem enxurradas de comentários, muitas vezes venenosos, sobre o corpo das outras e de suas roupas, enquanto na ala masculina o silêncio é mortal e o olhar nunca é compartilhado com o colega. Em um lugar como esse, onde o que se faz é tomar banho e ficar nu diante do outro, as máscaras se prendem ferozmente nas pessoas – uma de competição para as mulheres e outra de proteção para os homens. Mas o medo é o mesmo: o de mostrar que a máscara tem pequenos rasgos, foi pintada de cor diferente ou já está um tanto desbotada.

A terapia é um dos lugares primordiais para entender nossas máscaras. Sua finalidade é promover conversas macias nas quais cobrir o rosto não seja mais necessário – e nas quais diálogos possam se desenvolver. Mas isso leva tempo, e no caminho muitas máscaras envolvem cliente e terapeuta. Como nos antigos bailes de carnaval, vestir a máscara era ganhar permissão para fazer e falar sem ser identificado. O palhaço não precisava se responsabilizar pelo que fazia, muito menos a colombina. Tudo lhes era permitido, até mesmo coisas que a face nua não teria coragem de realizar.

Na terapia, esse momento de permissão também é importante, porque se pode ficar mais livre, sem dever nada a ninguém, sem segredos. Contudo, ali a intenção é outra: aliviar-se das máscaras. Quando se tem um cliente comum, é fácil lidar com as couraças e compreender quando estão sendo usadas. Porém, quando o cliente quer se passar por sagaz, troca de máscara com naturalidade. Além disso, na maioria das vezes ele é o próprio escultor de sua máscara e consegue modelá-la quando preciso.

É precioso quando um cliente deixa tombar a máscara antiga para criar novas maneiras de conhecer sua identidade. Quando ele é capaz de lançar mão de um pouco de água e gesso ou de jornal e cola – ou até mesmo de tecido e porcelana – para construir sua máscara. O molde é feito, o gesso acaba por secar e a pessoa pode, então, decidir usá-la ou não. Cabe a nós, terapeutas e clientes, o trabalho de pouco a pouco desgelar essa expressão, de produzir um novo molde de gesso e transformá-lo, enfim, em realidade... Em nós mesmos.

13. CENA RARA

Praça no centro da cidade, fim de dia, estresse do rush. Paro para sentar em meio ao barulho e ao borbulho dos ônibus, do lixo, das pessoas. Ali está um banco pelo qual os moradores do bairro tanto lutaram quando decidiram dar mais vida àquela árida praça.

Bem ali dois homens cruzam meu olhar e a cena me é chocante. Eles são completamente diferentes. Um é engravatado, branco, grisalho, usa uma camisa rosa-bebê. O outro está de boné, é negro, veste um moletom velho e usa óculos que quase não me permitem ver seu rosto. Reparo, com muita curiosidade, na postura deles: estão abraçados e andando como amigos.

Aí, penso: amigos? Não tenho conhecimento dessa relação. Mas vejo que a camisa de algodão 400 fios veste o braço do branco que envolve o ombro do negro. Minha interpretação ao olhar a cena é imediata: vejo uma dominação por parte do homem bem-vestido, tornando ainda mais clara para seu companheiro a sensação de inferioridade que sempre o acompanhou vida afora.

Mas penso logo em seguida que, se fosse o braço do homem de boné que envolvesse o de camisa rosa, o pensamento inerente ao susto seria: "Esse pobre vai assaltar meu semelhante".

Esquisitos os pensamentos, fruto de gatilhos mentais sagazes. Julgadores. Morais. Preconceituosos. Que rapidamente são engavetados para que alguma coisa mais inteligente seja forçada a vir à tona. Mas eles continuam lá. Engatilhados.

Esquisito, mas real. A relação dos dois amigos está posta. Seria ela como se mostra? Logo eles se sentam num banco bem perto do meu. "Dizem que você não tem valor, que você está no fundo do poço." Quem discursa é o de camisa rosa, para um público que não é composto apenas pelo de boné. Este continua sem mostrar o rosto para o mundo; às vezes pede atenção e diz algo inaudível.

O vento me traz um pouco do que o homem de rosa continua a dizer: "O buraco é tão fundo que ficamos sem amigos. Só me resta você nesta vida! Lavamos os pés um do outro e, com a cachaça, engolimos esse sistema sacana!" E começa a cantar, assim do nada, "O bêbado e o equilibrista".

O tear da vida

Um show de choro em homenagem a Pixinguinha começa no centro da praça. Eles ali estão e ali ficam. Aproximo-me mais para ver a banda. A música do bandolim se une àquela cantada minutos antes pelo branco ao lado do mulato e a cena se desfaz.

14. UM CAMINHO POUCO TRILHADO

Vivemos tempos tempestuosos nesta década recém-iniciada. O progresso mostra hoje sua face mais obscura, assim como nos pega desprevenidos onde quer que estejamos. Nossa privacidade fica prejudicada, à mercê daqueles que têm os instrumentos tecnológicos para invadi-la.

No meio da rua, no ônibus, no elevador, todos estão mergulhados em seus *smartphones*, lidando com mensagens, jogos ou poesia – qualquer coisa que esconda seu isolamento. A própria televisão é mestre nesse assunto: deixa-nos inertes e mergulhados na solidão coletiva.

Para que exista confiança no ser humano, pais, vizinhos e comunidades são fundamentais, embora muitas famílias deleguem esse aprendizado à escola, omitindo-se de educar as crianças em todos os sentidos. O fato é que, de um jeito ou de outro, somos ensinados a confiar nas pessoas que nos rodeiam, bem como na comunidade que nos aninha. Mas, tendo em vista a realidade atual, como adquirir tal confiança se as conversas com nossos semelhantes são mediadas por uma tela? Onde, nesse espaço, ocorrem diálogos reais e profundos?

Nossas antigas certezas se liquefazem. Os modelos de educação são inúmeros e, por vezes, contraditórios. Que caminho seguir?

DIFERENTES ESCOLAS, ENSINOS DIVERSOS

Houve uma época na qual as escolas eram divididas em femininas e masculinas, sobretudo nos colégios religiosos. A disciplina mostrava-se rígida, mesmo existindo pessoas mais permissivas. Um desses colégios era comandado por freiras espanholas severas que, na hora do recreio, separavam meninos de meninas e proibiam qualquer atividade que incentivasse a relação entre os sexos. Nem mesmo uma inocente e bela revista em quadrinhos era permitida. Certa vez, uma amiga minha teve sua revista toda picotada por uma freira feia, brava e de sobrancelhas curvadas. E ainda levou detenção.

Estudei ali quando menina, mas minha família se mudou para o interior de Minas Gerais e então vivi uma realidade muito diferente... Na minha sala só havia rapazes, a não ser pela presença de outra menina. Lá eu pude ler as revistas proibidas e mudar bastante a minha rotina:

conversar, nadar, fazer esportes, criar planos para o futuro, sair para um passeio...

Mas a maior mudança se deu nos docentes. Uma história mais arrepiante do que a outra! Eu, que estudara com freiras e depois num colégio renomado, tinha de aturar as botas enlameadas que o professor fazia questão de colocar sobre a mesa enquanto tirava um cochilo...

E o medo que sentíamos quando o professor de inglês, logo que entrava na sala, sacava seu revólver do cinto e mirava em nossa direção? Ficávamos tão nervosos que dava vontade de ir ao banheiro. Ele dizia com seu vozeirão: "Se alguém reclamar de nota... Leva bala!" Quem conseguiria aprender qualquer coisa com uma arma apontada para si?

Já o professor de química chegava bêbado toda manhã. Adorava fazer comentários destrutivos sobre todos nós. Um dia, à beira de um ataque de nervos, berrou: "Querem conversar? Então podem sair!" Não esperei um minuto. Arrumei minha carteira, na primeira fileira, e me retirei. E, um a um, meus colegas me seguiram. A partir daí, o professor tornou-se mais discreto.

Os tempos eram outros, mas as coisas não ficaram menos arriscadas à medida que o tempo passava. Não mesmo. Quando entrei na universidade, fugia de qualquer policial. Nossas reuniões estudantis eram secretas e vi-me diante da necessidade de enfrentar mais uma vez os poderosos. Porém, o poder não pertencia aos professores, como nos meus tempos de criança, mas ao governo, à política vigente, que não tinham nada de professorais. Nada ensinavam. Mas nós aprendíamos que era preciso resistir...

Quando me formei e vi-me professora de carteirinha, continuei lutando na surdina contra os poderosos. A arma que eu deixava na mesa era a palavra. A palavra que não podia ser dita – porque até as paredes tinham ouvidos –, mas ficava rondando a sala de aula, tivesse ela 20 ou 400 alunos.

SER PROFESSOR: EM QUE CONSISTE?

Aos poucos, ao longo da vida, fui aprendendo a ser professora. O que devo ou não fazer, que atitudes posso ou não tomar. Logo que comecei, tinha um sonho: ser uma professora ilustrada, que falasse com naturalidade com os alunos e dialogasse com eles.

Hoje, essa postura já é comum. A relação entre alunos e professores mudou. Estes dão mais liberdade a seus educandos. Temos mais intimidade com eles. Chamar de "você" é bom; o contato cara a cara, bem mais interessante.

Essa mudança também ocorreu na família: pai e mãe tornaram-se companheiros interessados dos filhos. A frase "Vou contar para o seu pai!" deixou de meter medo nas crianças. Soube de uma menininha de 3 anos de idade que, por suas traquinagens, recebeu o seguinte castigo da mãe: "Vá sentar naquele cantinho para pensar no que fez". A menina então pediu: "Vô, vem sentar comigo pra pensar?" O que era para ser castigo virou uma troca intergeracional.

Falando em esperteza de criança, vou contar outra história. Anita estudava em um colégio tradicional e, naquela manhã, sua mãe foi chamada à escola. Preocupada, lá foi ela para a entrevista com a diretora. Em linhas gerais, a professora queria que todos os alunos da turma resolvessem um problema matemático da mesma maneira. Anita, porém, disse que tinha o jeito dela de responder à questão e que era bem chata aquela ideia de todo mundo ser do mesmo jeito. Diante disso, a mãe nada pôde dizer à diretora, pois a filha demonstrava criatividade e pleiteava que as crianças fossem vistas como indivíduos únicos.

Situações como essas, em que as crianças contornam o autoritarismo, são cada vez mais comuns hoje e me fazem lembrar de um incidente pessoal. Logo que comecei a me alfabetizar, a professora me corrigiu, diante dos colegas, porque eu não sabia segurar o lápis "corretamente". Muito brava e empoderada do meu direito de ter voz, escrevi uma carta à coordenação denunciando a situação na qual me encontrava. Minha colocação foi atendida e, juntos – professora, coordenadora, aluna e pais –, conversamos sobre aquilo. Assim, pude segurar o lápis da maneira mais confortável para mim e aprendi a protestar diante do que me oprime sem temer as represálias e o desprezo.

Está em curso um movimento de pais e professores que deixaram de ser autoritários, de controlar pelo medo, como meu professor de inglês fazia. Pensadores como Hannah Arendt dizem que é possível ter autoridade sem ser autoritário, já que a autoridade é alguém que respeitamos e autoritário é quem controla pela violência e pela força.

Ao mesmo tempo, porém, configura-se hoje a perda da autoridade. Diversos parâmetros que adotávamos não fazem sentido, e a educação das novas gerações se mostra cada vez mais confusa e diversa. Com isso, perdemos referência e memória. Os adultos – pais e professores – não sabem mais o que é "melhor" para a criança, pois são muitos os modelos e as formas de educar, de transmitir valores – os quais também estão desmoronando. O excesso de informação nos deixa perdidos, não sabemos ensinar nem resolver conflitos. Afinal, quem educa quem? Como, diante dessa crise, encontrar caminhos que responsabilizem adultos e crianças nesse processo de crescimento? Como criar nossos filhos de modo que se tornem solidários, empáticos e capazes? Quais seriam as novas formas de aprender e de ensinar a viver?

DUAS NOVAS FORMAS DE EDUCAR

Quando nasce, o bebê é acolhido pela família e aprende a confiar nos outros e em si mesmo à medida que cresce. Aos poucos, ele aumenta o seu grupo de referência e ganha amigos, que serão figuras importantes para a sua vida. Ao chegar à adolescência, os horizontes se abrem e nossas relações de afeto se expandem por meio de grandes crises. Brigamos com a família, queremos vivenciar novas experiências, sempre movidos pela curiosidade e pelo desejo. Depois de vários embates com os adultos, nossos anseios tornam-se mais amenos e voltamo-nos para o mundo do trabalho, ao mundo das pessoas adultas. Abre-se espaço para que os sonhos sejam concretizados.

Todo esse processo é chamado de *educação emocional*, pois leva em conta as relações entre o indivíduo e o seu grupo – relações essas que desenvolvem suas habilidades interpessoais. Depois de desenvolvidas, estas permanecerão enraizadas no indivíduo. A educação emocional tem sido valorizada e sua prática tende a atingir cada vez mais o meio escolar.

Há também outra forma nascente de escola. Uma sem paredes nem notas, na qual a educação é posta em valores e não em matérias. Onde os alunos propõem o que e como querem aprender. Onde o professor toma contato com a realidade dos estudantes e ajuda-os a ganhar autonomia. É o modelo da educação democrática, tão incrível quanto assustador, porque muito diferente de nossas vivências. Mas estamos falando de uma educação possível, voltada para o humano. Para a escuta. E para a troca.

15. A TERRA DE INIS[8]

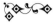

Do alto de uma imponente torre, no topo da colina, via-se um navio com as velas recolhidas afastando-se da terra firme. Navegava em direção à lua cheia. Esse movimento provocava tristeza, porque deixávamos para trás um local especial, onde podíamos levar uma vida rica e apaixonante.

 A embarcação tinha como destino um mundo comum, no qual o tempo se apresenta ameaçador, a violência impera sobre os homens e a tentativa de progresso da civilização traz mais problemas que soluções. Ambiciosas, as pessoas se relacionam de maneira vazia e superficial. Celulares, *tablets* e *games* substituem conversas inteligentes. Amores e dores são compartilhados nas redes sociais de maneira leviana. A intimidade não existe; a indiferença é geral.

Muito diferente do que acontece na ilha de Inis. Lá sopra uma brisa leve e perfumada na qual a terra, as águas do rio e o céu se encontram com movimentos suaves. Aqueles que visitam o lugar enfrentaram muitos obstáculos e lá podem recuperar sua inteireza sem se dividir em pedaços. Sem que a escuridão e a solidão, comuns em outras terras, assumam o controle.

Certa vez, encontramos no cais uma moça, Cidinha – que, parecendo perdida e querendo se comunicar conosco, entregou-me um envelope. Assim que o navio zarpou, abri-o. Era uma carta que relatava a viagem de Cidinha a Inis. Contarei a experiência com suas palavras, uma situação na qual a jovem, não tendo nenhuma expectativa em mente, deparou com uma densa escuridão.

PASSEIO PELA ESCURIDÃO

NADA. Cidinha não via nada. Tateou a parede esburacada. Muito pó, muita aspereza. Muitos meandros e cascas da tintura antiga. Continuou com as mãos ali, deslizando-as pela superfície.

NADA. Cidinha não encontrava nada. Só escuridão, parede e pó. De repente, um esbarrão. Suas mãos encontraram uma cabeça na parede. Tatearam-na. Muita leveza, muito pano e macela havia naquela cabeça, o que lhe provocava uma gostosa sensação.

O tear da vida

Encontro. Cidinha sentia finalmente um encontro. Entre ela e a cabeça, que era parte de uma boneca. A boneca de macela da irmã. Encostou-se à parede e com uma mão deslizou até sentar-se no chão. A outra mão segurou Macela, a boneca. E ali ficou.

Alguma coisa. Cidinha lembrava-se de alguma coisa. Muita cor, muitas letras. Muito tato tinha aquele livro que a irmã lhe mostrava. Ela virava as páginas rápido e queria fugir das figuras assombradas.

Medo. Cidinha ficou com medo. Lembrou-se de livros, histórias assustadoras e sono. Pensou em que consistia tomar posse de uma história. Descobriu muito carinho, muita atenção. Muitos mundos juntos. Segurou o livro da irmã e não sentiu medo. Teve consciência de que a boneca estava consigo. Sentiu-se forte e ergueu o braço. Achou o interruptor.

A luz. A luz finalmente.

Tudo. Cidinha via tudo.

Lendo essa história, somos levados a tentar descobrir para onde o navio nos carregava. Ele ia em direção à Terra de Inis, onde Cidinha se sentiu bem recebida. O encontro com aquele mundo tinha lhe propiciado um momento de iluminação; ali ela pôde aos poucos se livrar da solidão e da escuridão. Ao mergulhar nas próprias sensações, a moça saiu de um estado de isolamento para outro de calma e confiança, sem fugir do que a atemorizava. Nesse instante, teve clareza sobre a Terra de Inis, lugar cuja característica principal é nos fazer felizes.

Depois da primeira viagem, somos tomados pela memória do cheiro de lá e rememoramos as coisas boas que aprendemos. Se fecharmos bem os olhos, podemos até reencontrar as areias claras da praia. Nossas dores, carregadas pela escuridão, vão embora quando, ao nos aproximarmos da terra firme, saltamos do navio e caímos na água doce do rio, que nos limpa e purifica. Chegamos ali descalços, de mãos vazias e coração aberto. Recobramos nossa energia e, enfim, renovados, traçamos a rota de volta.

Mas o que é de fato a Terra de Inis? Que efeitos provoca em nós? Como chegar nela? Por que precisamos deixá-la?

A resposta é simples: é um segredo que cada um deve descobrir sozinho! Basta-nos deixar ser cuidados pelos elementos da Ilha, descobrindo espaços internos onde se possam guardar seus elixires tão benéficos.

Para sentir os efeitos de Inis, é preciso que a violência, a força e a agressividade sejam deixadas de lado. Nesse lugar, ganhamos uma tranquilidade jamais experimentada; nossas dores se dissipam, o corpo ganha leveza e infinitas cores. As feridas não desaparecem, pois são parte de nós, mas de cuidado em cuidado elas começam a cicatrizar.

Ao entrar em contato com outras pessoas que habitam a Terra, conhecemos os caminhos que temos de trilhar para, um dia, regressar. Aprendemos, com pessoas habilidosas na cura, a cuidar de nós mesmos e a reunir forças para voltar para casa, onde tudo parece tão complicado. Assim como Cidinha, descobrimos que as sementes são levadas de um mundo a outro e que cada visitante de Inis pode aprender a plantar e a cultivar, para si e para outros, uma nova ilha – a qual gerará atitudes curativas naqueles que ainda não embarcaram nessa viagem.

Essa terra pode se tornar um paraíso em vida. Só precisamos navegar juntos em sua direção.

16. A FANTÁSTICA CHANCE DE VIVER NOVAMENTE

Descobri que são necessários calma e silêncio para escrever sobre qualquer coisa, mesmo que sobre o tema mais banal. Tantos foram os eventos que ocorreram nesses anos como psicoterapeuta e como pessoa que me sinto cheia de histórias.

Sabemos que as crianças adoram ler, ver figuras e ouvir histórias, mas muitos adultos já vividos, por motivos maiores e melhores, também usufruem das narrativas. O ato de contar histórias é especial e, por nossa natureza, valorizamos mais as histórias vindas do nosso interior.

Cresci sendo tímida, o que me deu muito trabalho. Quando eu descobria algo, rapidamente escondia-o dentro de mim, guardando-o bem. Procurava respostas no mundo, mas minhas tentativas não davam muito certo. Buscava, então, certezas nos livros, e fui-me tornando uma leitora ávida. Anos depois, a descoberta da escrita me enriqueceu muito, pois me fazia levar a sério e aprofundar minhas ideias. Nesse momento, deixei de ser apenas uma leitora introvertida para me tornar também uma escritora criativa. Que coragem!

Assim como aconteceu comigo, durante o crescimento o sofrimento se instala. Temos muita sorte quando encontramos alguém de confiança para trocar histórias e dores. O aconchego e o carinho são necessários até mesmo na adolescência, fase em que nos tornamos mais refratários.

Então, de repente, a vida se renova por caminhos desconhecidos. Depois de revisitarmos algo do passado e percebermos que crescemos, rumamos para o futuro.

Quanto a mim, mesmo com minha introspecção, tornei-me mais alegre e comunicativa. Mas imaginem: chegando a uma idade em que não acreditava em reviravoltas, recebi a notícia de que teria a primeira neta. De início, foi um choque. Eu sentia uma grande perda. Meu filho seria da pequena e eu ficaria distante dele, de nossas conversas e intimidades.

Depois de muito esperar, eis o bebê no meu colo, lindo e com olhos espertos. Meus temores desapareceram e passei a ver meu filho de forma diferente. A paternidade lhe trouxe uma responsabilidade e um cuidado notáveis. O fato de se tornar adulto abriu um diálogo que nós dois intuíamos. Foi um grande ganho. Meu filho se transformou em um homem e em um pai maravilhosos, que eu desconhecia. Nasceu uma menina quieta, sabida, estudiosa, que não gostava muito de conversar, mas aos poucos foi se expandindo. Hoje ela é uma moça linda!

Ao começar a me sentir assim como minha neta, a escuridão e o peso foram desaparecendo. Para deixar mais clara essa sensação, devo dizer que tive outro filho homem, alguns anos mais novo. Ele veio acompanhado de toda a malandragem possível, mas hoje me transmite alegria com duas filhinhas lindas e um meninão.

O mais interessante de ter netos é a fantástica chance de viver novamente, mas agora com muito mais leveza do que quando os filhos vieram ao mundo. Como pais, preocupávamo-nos em demasia. Ao menor espirro, íamos ao hospital; aquele passeio da escola se tornava uma tortura ao imaginarmos os perigos da estrada...

Porém, quando se é avó, a repetição dessas expedições infantis torna as experiências leves como plumas. Estar com os netos é inventar moda: se eles decidem que antes do almoço é hora de tomar sorvete, lá vamos nós encontrar uma sorveteria!

Os netos nos dão outra chance de ver a roda da vida ladeira abaixo e de perceber como as coisas mudam, pois mudamos completamente nosso ponto de vista. Passamos a olhar e a interpretar o mundo de outra maneira. Aprendemos a reviver os momentos saborosos e os amargos.

Ainda hoje, escrever um texto íntimo ou dolorido como este, tanto para mim quanto para meus companheiros mais chegados, é um choque. Sentamos em frente ao papel ou ao computador e deixamos trasbordar nossa expressão mais natural. E ela é sempre surpreendente.

Em horas como esta, desejamos que alguém querido nos embale, nos conte uma história, nos diga que o tempo passa e que um final feliz virá. E um presente que o tempo me deu, ao longo da vida, é saber que os finais somos nós quem criamos. Pois escrever e ler para nós mesmos, contando nossa história, é o mais precioso segredo.

NOTAS

1. Este texto foi baseado no Prefácio ao livro de Jean Clark Juliano denominado *A vida, o tempo, a psicoterapia* (Summus, 2012). Escrito por Thomaz Souto Corrêa, jornalista experiente e muito curioso em relação às coisas inexplicáveis, descreve a casa de chá de seu professor de ioga.
2. MACHADO, Regina. "Fátima, a fiandeira". In: *O violino cigano e outros contos de mulheres sábias*. São Paulo: Companhia das Letras, 2004.
3. BAJARD, Élie. *Da escuta de textos à leitura*. São Paulo: Cortez, 2007, p. 27.
4. Homenagem à poetisa Cecília Meireles e a seu poema "Naufrágio antigo". In: *Antologia poética*. 3. ed. Rio de Janeiro: Nova Fronteira, 2001.
5. Trecho retirado de JULIANO, Jean Clark. *A arte de restaurar histórias – O diálogo criativo no caminho pessoal*. 3. ed. São Paulo: Summus, 1999, p. 94.

6 "Uma experiência com um menininho". Em inglês da Escócia, *wee* significa "pequeno", "ainda não adulto".

7 Este texto foi baseado no livro *O equilibrista*, de Fernanda Lopes de Almeida e Fernando de Castro Lopes (São Paulo: Ática, 1980).

8 O nome irlandês Inis significa "proveniente da ilha do rio". Acredita-se que aqueles que o recebem carregam um desejo profundo de servir à humanidade e de compartilhar com os outros conhecimento, dinheiro, experiência ou habilidades criativas.

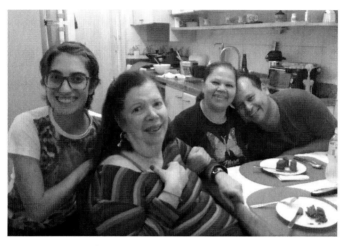

Da esquerda para a direita, Irene, Jean, Dada (Maria de Lourdes Ferreira dos Santos) e Carlos. Dada trabalhou com a família de Jean por cerca de 40 anos e nos últimos tempos tornou-se sua cuidadora. Carlos, marido de Dada, também auxiliava Jean em inúmeras tarefas cotidianas.

www.gruposummus.com.br